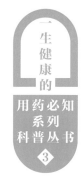

一生健康的

用药必知
系列
科普丛书

3

U0212457

一生健康的用药必知系列科普丛书

丛书总主编：赵　杰
名誉总主编：阚全程
副 总 主 编：王婧雯　文爱东　王海峰　李朵璐　杨　勇
组 织 编 写：中华医学会临床药学分会

青少年成长不烦恼——

青少年用药必知

分册主编：黄德福　贾素洁　刘春霞
副 主 编：赖延锦　宋立莹　伍俊妍　林翠鸿　陈少尉
编　　委：（以姓氏笔画为序）

王金叶　王胜峰　伍俊妍　刘春霞　邱凯锋　余晓霞　辛　莉　宋立莹

陈广惠　陈少尉　陈楚雄　范　兴　林翠鸿　贾素洁　黄德福　赖延锦

专业校审专家：殷晓荣　吴雪梅

青少年成长不烦恼

青少年
用药必知

丛书总主编·赵杰

名誉总主编：阚全程
组 织 编 写：中华医学会临床药学分会
分 册 主 编：黄德福　贾素洁　刘春霞

人民卫生出版社
·北　京·

阅序

　　药物的使用在疾病的预防、诊断、治疗中几乎贯穿始终。根据 2019 年世界卫生组织公布的数据，由用药引发的不良事件是全球导致住院死亡和伤残的重大原因之一，全球 1/10 的住院人次由药物不良事件导致，15% 的住院花费由药物不良事件产生。然而，83% 的药物不良事件是可以预防的，关键在于用药是否合理。根据调查，民众大多不了解正确的服药方法和服药原则，缺乏安全用药常识。因此，向大众传播合理用药的知识和理念，开展全民健康用药科普势在必行。

　　现代医学模式从传统的疾病治疗转向健康管理，健康教育变得尤为重要。党的十九大报告明确提出了"实施健康中国战略"，将"为人民群众提供全方位全周期健康服务"上升到国家战略高度。随着人们对用药安全愈加重视，用药科普宣传逐渐增多，其目的是要让民众对错误用药行为从认识上、行为上作出改变。科普看似简单，其实不然，做好科普是一项高层次、高难度、高科技含量的创造性工作。优秀的科普读物应具备权威、通俗、活泼的特征，然而，目前市售的用药科普读物普遍存在内容不严谨、语言不贴近百姓、可读性不佳、覆盖人群不全面等问题。

《一生健康的用药必知》系列科普丛书是在国家大力倡导"以治病为中心"向"以人民健康为中心"转变的背景下应运而生的，由中华医学会临床药学分会专业平台推出，组织全国各专业药学专家精心策划编写而成。全套丛书聚焦百姓用药问题，针对常见用药误区和知识盲点，把用药的风险意识传递给民众，让民众重视用药问题，树立起合理用药的理念。其内容科学实用，使读者阅读后对全生命周期的每一环，以及常见生活场景中出现的用药问题都能有所了解。这套丛书在表现形式上力求生动活泼、贴近百姓；在语言表达上力求通俗易懂、简洁明了，面向更广泛的受众，帮助民众树立健康意识。可以说，本套丛书的出版必将对促进全民健康、提高国民教育水平，产生全局性和战略性的意义。

本套丛书的撰写凝聚了所有编者的智慧和辛劳，在此向你们致以衷心的感谢和诚挚的敬意！

杨序

作为一名医务工作者，我始终关注着中国老百姓的用药安全和科普教育。我国医学科普传播与欧美发达国家相比，仍然处于相对落后状态。国家统计局 2019 年数据显示，我国公众具备基本科学素养的人数虽较之前有了大幅提升，达到了 8.47%，但仅相当于发达国家 10 年前的水平。随着生活水平的提高，民众健康意识开始觉醒，新媒体的发展也使科普工作有了更丰富、更灵活的方式。但面对漫天的"医学科普"、良莠不齐的海量信息，普通民众有时难以分辨。更有甚者，一些打着医学科普旗号的"伪科学"和受商业利益驱使的所谓"医学知识"大行其道，严重误导民众。另外，当前市面上见到的多数药学科普书籍还存在表现形式不够生动活泼、专业术语晦涩难懂等问题，让大多数读者望而生畏，使药学科普很难真正走进老百姓的生活。

青少年用药必知
青少年成长不烦恼

今天，我欣喜地看到，由中华医学会临床药学分会倾力打造的《一生健康的用药必知》系列科普丛书，汇集了中国临床药学行业核心权威专家倾心撰写，为读者提供了值得信赖的安全合理用药知识。丛书突破了目前市面上医学科普书题材单一、语言枯燥、趣味性差等缺点，以大众用药需求为引领，站在用药者的角度，针对读者在全生命周期可能遇到的用药问题与困惑，用最通俗的语言，做最懂百姓的科普。把晦涩的医药知识变得浅显易懂、活泼轻松，让百姓可以真正掌握正确用药方法。对于中华医学会临床药学分会对我国药学科普事业所做出的努力和贡献，我深感欣慰，感谢编委会全体人员的辛勤付出，将这样一套易懂实用、绘图精良、文风活泼的药学科普图书呈现给广大读者，为百姓提供了指掌可取的药学知识。

如今，政府对科普事业高度重视、大力支持，人民群众对用药健康的关注日益迫切，可以说，《一生健康的用药必知》系列科普丛书正是承载着百姓的期望出版的。全民药学科普是一项系统工程，新一代的药学同仁重任在肩，担负着提升公众安全用药意识、普及合理用药知识的重任。为了让公众更直观地接触药学知识，提升公众合理用药的意识，新时代的药学科普工作者应努力提高科普创作能力，不断提升科普出版物的品牌影响力，更广泛地发动公众学习安全用药的知识，让药学科普普惠民生。

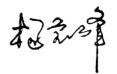

赵序

要建设世界科技强国，科技创新与科学普及具有同等重要的地位。但我国的科普现状令人担忧，一方面我国公民科学素养较发达国家偏低，同时虚假广告、"伪科学"数不胜数，严重误导民众，甚至出现"科普跑不过谣言"的局面。另一方面，现有的科普读物普遍存在专业性强、趣味性弱、老百姓接受度低的现象，最终导致我国科学普及度不高。药学科普是健康科普的重要组成，做好药学科普工作是我们这一代中国药学工作者的责任和使命。

什么样的药学科普能走进百姓心里？我想，一定是百姓需要的、生活中经常遇到的用药问题。中华医学会临床药学分会集结了全国临床药物治疗专家及一线临床药师力量编写了《一生健康的用药必知系列科普丛书》，目标是打造中国最贴近生活的药学科普，最权威的药学科普，最有用的药学科普。这套丛书以百姓需求为出发点，以患者的思维为导向，以解决百姓实际问题为目标，形成了15个分册，包含从胎儿、儿童、青少年、孕期、更年期直到老年的全生命周期的药学知识和面对特殊状况时的用药解决方案，其中所涉及的青少年药学科普、急救药学科普、旅行药学科普、互联网药学科普均是我国首部涉及此话题的药学科普图书。本套丛书用通俗易懂、形象有趣的方式科学讲解百姓生活中遇到的药学问题，让人人都可以参与到自身的健康管理中，可大大提升民众的科学素养。

《国务院关于实施健康中国行动的意见》中明确提出，提升健康素养是增进全民健康的前提，要根据不同人群特点有针对性地加强健康教育，要让健康知识、行为和技能成为全民普遍具备的素质和能力，并同时将"面向家庭和个人普及合理用药的知识与技能"

列为主要任务之一。中华医学会作为国家一级学会，应当在合理用药科普任务中、"健康中国"的战略目标中贡献自己的力量。在此，感谢参与此系列丛书编写的所有编者，希望我们可以将药学科普这一伟大事业继续弘扬下去，提高我国国民合理用药知识与技能素养，为实现"健康中国"做出更大贡献。

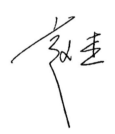

前言

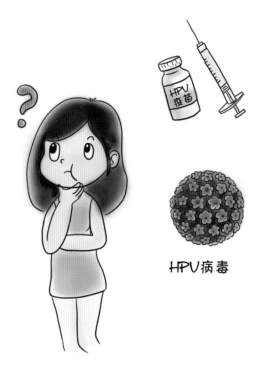

HPV病毒

2017 年世界卫生组织发布的《全球加快青少年健康行动（AA-HA!）：支持国家实施工作的指导意见》中指出，青少年是指年龄在 10 至 19 岁之间的人，并不简单地只是大孩子或年轻成人，他们的健康和福祉是创造更健康、更可持续社会的变革引擎。青少年处于青春期的黄金阶段，生长发育会受到多种因素的影响，因此这一阶段的合理用药显得至关重要。

目前，我国青少年用药存在诸多不合理之处，有研究表明：30% 的青少年用药知识来源于家长或周围人群，54% 的青少年是在医院就诊或药店购药时了解，16% 的青少年通过书籍或媒体广告了解。调查显示，青少年对药品一般知识知晓情况较差，用药依从性也比较低；家长更多凭经验和广告用药，甚至病急乱投医。当前国内尚无专门针对青少年用药的科普图书，因此有必要对这类人群进行安全用药

青少年用药必知

青少年成长不烦恼

知识普及。

　　中华医学会临床药学分会特此组织相关医院经验丰富的药师编纂了这本《青少年成长不烦恼——青少年用药必知》。本书内容简明、通俗易懂，运用图表的形式解答了青少年常见的用药问题，力求让广大青少年及家长朋友们能够清晰明了地"一图看懂""一表读懂"并加深记忆。本书分为日常篇、心理篇、运动篇、考前综合篇四篇，共计 22 篇文章，解答了青少年成长期间遇到的各类用药方面的困惑，涉及面广，具有科学性、趣味性、通俗性及实用性。需要说明的是，本书目的在于普及青少年安全用药常识，树立正确的用药观念，不宜替代临床医生的治疗方案。由于时间仓促，不当之处在所难免，敬请批评指正。

　　相信本书能让广大读者"看得懂，用得上，离不开"，成为大家的良师益友，为青少年的合理用药保驾护航。同时也期待越来越多的青少年及家长朋友们在科学安全用药的道路上与我们一路同行。

编者

2021 年 1 月

目录

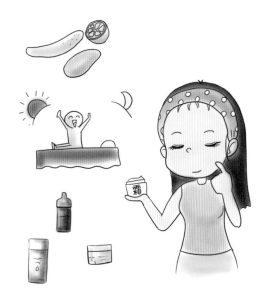

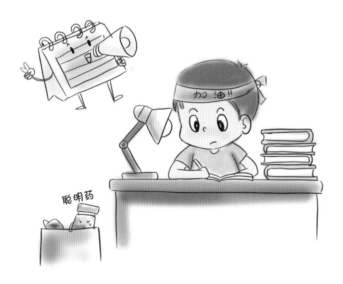

第
三
篇

运动篇

第
四
篇

考前综合篇

青少年用药必知

青少年成长不烦恼

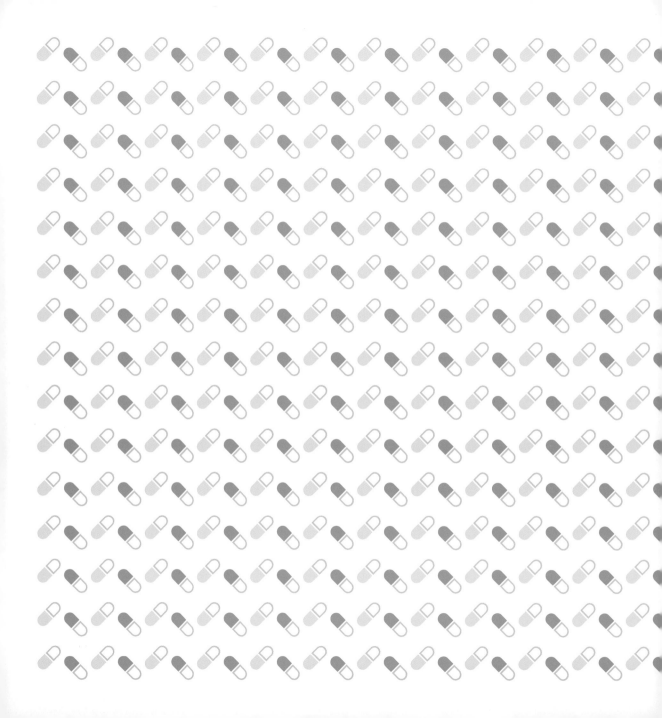

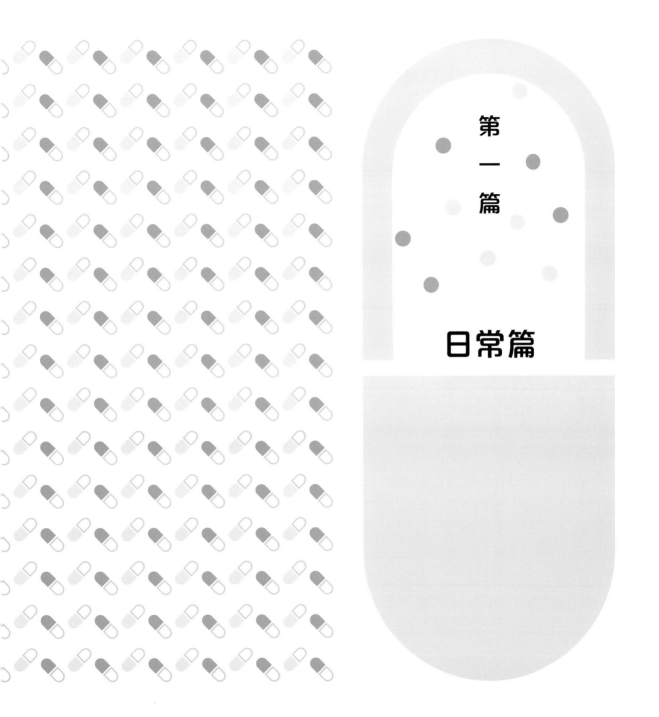

第一篇

日常篇

1.1

要小心，
这些药可能影响
生长发育

青少年用药安全一直是家长关心的问题。很多家长平时会按照亲戚朋友的推荐给孩子买药，比如止痛药、感冒药、"增强免疫力的药物"、"增长智力的药物"等。这里要提醒家长们和青少年朋友们，由于青少年正处于生长发育期，各器官尚未发育成熟、免疫机制亦不健全，对药物的吸收和排泄等大都不能完全等同于成年人，所以青少年比成年人更易于受到药物不良反应的伤害。特别是一些会影响青少年生长发育的药物，服用后可能会造成终身遗憾，因此我们需要了解哪些药物对青少年的发育有影响，增强青少年安全合理用药意识。

一、影响青少年发育的"黑名单"药物

1. 含可待因的止咳药

滥用含可待因药物会引发药物成瘾，因为它除了可以对我们的大脑神经系统造成损伤外，还会使记忆、注意功能减退，严重的可导致精神失常、昏迷、心跳停止以及呼吸停顿引起窒息死亡。2018 年，国家药品监督管理部门发布通知，对含可待因感冒药的药品说明书进行修订。在【儿童用药】一栏中，相关内容修订为"**18 岁以下青少年儿童禁用本品**"。如何识别药品中是否含有可待因成分呢？西药很容易识别，如果包装盒上通用名或药品说明书成分一栏中有"可待因"三个字就说明药品中含有可待因成分。中成药通常不会在名字中标注，但并不代表中成药中就不含可待因成分。如果你发现药品说明书的成分表里有阿片粉、罂粟壳、樟脑酊等，就说明这个药品也含有可待因成分，青少年禁用。

标注有阿片粉、罂粟壳、樟脑酊等成分的中成药药品表

中成药药品名	含可待因成分
复方甘草片	阿片粉
强力枇杷露、人参保肺丸、哮喘片、京制咳嗽痰喘丸、泻痢固肠丸、诃苓止泻胶囊、咳速停糖浆、复方吉祥草含片、祖卡木颗粒	罂粟壳
复方甘草合剂/口服溶液	樟脑酊

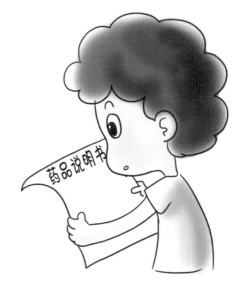

2. 部分抗菌药物

几年前，一则关于儿童用药的央视公益广告震撼了千万家长的内心，广告中一个可爱的小姑娘因为高热用药不当后，听力变得越来越弱，陷入了无声的世界。生活中，病急乱投医的家长大有人在。为尽快治好孩子的感冒，很多家长不注意药品类别，就给孩子乱用抗生素，导致了严重的后果。下面这个表格总结了部分抗菌药物对青少年生长发育的影响，使用时一定要注意。

药品类别	药品名	影响生长发育
喹诺酮类	左氧氟沙星、氟罗沙星、莫西沙星、诺氟沙星等	可致骨关节病变，特别是负重骨关节软骨组织的损伤，18岁以下禁用
四环素类	四环素、金霉素、土霉素、多西环素、美他环素和米诺环素	引起牙釉质发育不良、牙齿着色变黄和骨生长抑制，故8岁以下患者不可使用该类药物
硝基呋喃类	呋喃唑酮	容易发生不可逆的神经炎，14岁以下儿童禁用
氨基糖苷类	庆大霉素、链霉素、卡那霉素、新霉素	损伤听神经、致聋，6岁以下儿童禁用

3. 部分非甾体抗炎药

世界卫生组织推荐的退热药是布洛芬或对乙酰氨基酚，但并不推荐两种药物重复使用。有的退热药会导致严重的不良反应，青少年是不能用的。下表总结了青少年不能使用的退热药，家长在选药的过程中一定要注意避开雷区。

药品名	严重不良反应
阿司匹林	可能会出现惊厥、呕吐等症状，甚至昏迷，严重时可能直接导致死亡，被称为瑞氏综合征。不应用于儿童和青少年
吲哚美辛	14 岁以下儿童一般不宜应用此药
美洛昔康	不得用于儿童及 16 岁以下青少年
塞来昔布	目前尚无关于 18 岁以下儿童应用塞来昔布的疗效和安全性的资料

4. 抗精神病药物

由于缺乏研究数据，奥氮平禁用于 18 岁以下儿童。

二、拿到"黑名单"药物，该如何看待

前面提到了青少年"黑名单"药物，那么是否我们要完全对这些药物说不呢？这要具体问题具体分析。一般有下面两种情况：

1. 可能是拿错了

如果从药房或者医院拿到"黑名单"上的药物，就需要我们自己核实，毕竟每个人是自己生命健康的最终负责人。问清楚是不是哪个环节出现了纰漏：药房买药时是不是未看清楚医生的处方单？从医院药房拿药时是否错取了他人的药物？如果确实出错了，要及时将错误扼杀在摇篮里。

2. 病情需要

临床医学经常面临凶险的疾病和没有合适药物可选的矛盾境地，因此在实际的救治过程中，难免会有给青少年使用"黑名单"药物的无奈之举。所以，如果病情需要但又无其他药物可用，而必须使用某些药物时，需要在医生医嘱下充分权衡利弊后谨慎使用。

三、父母要知道：青少年用药应该这样做

家长们在给青少年用药时必须谨慎仔细，在专业医生、药师的指导下合理购买和使用药

物，在治疗疾病用药前仔细阅读药品说明书，明确是否含有以上影响青少年发育的药物，始终保持清醒的头脑，为青少年的健康保驾护航！

中南大学湘雅三医院：贾素洁

1.2

眼药水，你会选吗？

身为"学生党"，看书、看电脑、玩手机简直就是日常，免不了出现视疲劳，甚至视力下降。眼睛"干渴难耐"之际就想试试朋友圈推荐的"万能"眼药水，据说可以消除视疲劳、红血丝，眼干、眼涩都能治，滴进眼睛的一瞬间，眼前瞬间明亮，谁用谁知道！可是"万能"眼药水真的如此万能吗？缓解疲劳，改善视力，怎样做才能避免入坑？

一、眼药水不是想用就能用

朋友圈里流行的"万能"眼药水有哪些潜

在危害成分呢？以风靡全球的某日本眼药水为例，其具体成分如下表所示。

水可能会使双眼更干燥，严重的可导致青光眼甚至失明。

成分	含量	作用	潜在风险
甲基硫酸新斯的明	0.005%	短期内眼部疲劳得到缓解	长期使用会产生药物依赖性及眼睛睫状肌功能异常
牛磺酸	1.0%	快速消除红血丝	—
L-天门冬氨酸钾	1.0%	促进眼部组织呼吸	—
盐酸四氢唑啉	0.05%	抑制结膜的充血	可造成红眼反复，有心血管疾病风险，导致急性闭角型青光眼发作
马来酸氯苯那敏	0.03%	缓解眼部炎症及瘙痒	频繁使用易产生耐受性
ε-氨基己酸	1.0%	消除眼白部分的红血丝	可增加眼睛流泪、视力改变、头痛、头晕、恶心、皮疹等风险

其辅料含有三氯叔丁醇、氯化苯甲烃铵、硼酸、龙脑、樟脑、薄荷醇以及 pH 调节剂。

小贴士：目前市面上，无论进口还是国产的眼药水，大部分都会添加防腐剂。长期使用含有防腐剂（三氯叔丁醇和苯甲烃铵）的眼药

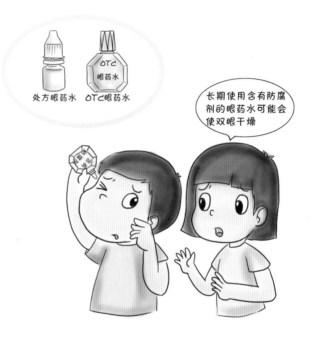

二、分清处方和非处方眼药水

有些眼药水只能在医生的指导下使用（即处方药），比如降低眼压用的滴眼液、散瞳类滴眼液以及激素类滴眼液，这类药品不能随意购买，

更不能随意使用。上面提到的眼药水在日本属于非处方药（即 OTC），但其所含有的成分如甲基硫酸新斯的明、盐酸四氢唑啉、ε－氨基己酸在我国均属于处方药成分，是不允许在非处方药中添加的。而且国外购买的眼药水防腐剂的用量并不确定是否在我国的标准范围内。因此，这类眼药水单从成分来看，尽管短期效果貌似明显，但是长期使用不但不能缓解眼睛不适，还可能诱发一系列上述表格中列出的眼部和全身疾病，一定要引起重视。

下面两个表格，分别总结了我们可以选择的常用眼药水及不可随意购买和使用的处方药（非 OTC），供青少年朋友们参考。

常用眼药水

适合人群	可选眼药水种类	眼药水品种
经常使用电子终端者	人工泪液	玻璃酸钠滴眼液、右旋糖酐羟丙甲纤维素滴眼液、羧甲基纤维素钠滴眼液（OTC）、聚乙烯醇滴眼液（OTC）、维生素 A 棕榈酸酯眼用凝胶等
经常阅读者	抗疲劳功能的眼药水	复方尿维氨滴眼液、七叶洋地黄双苷滴眼液等
经常戴隐形眼镜者	抗炎、收缩血管类的眼药水	复方硫酸软骨素滴眼液（OTC）、复方牛磺酸滴眼液（OTC）等

不可随意购买和使用的处方药（非 OTC）

用途	眼药水品种	潜在风险
治疗青光眼	卡替洛尔滴眼液、毛果芸香碱滴眼液、拉坦前列素滴眼液、布林佐胺滴眼液、酒石酸溴莫尼定滴眼液	不当使用会引起低眼压、眼球容积变小、眼轴变短等
扩散瞳孔	阿托品滴眼液、复方托吡卡胺滴眼液	频繁使用会造成眼压升高，造成视力损伤
抗炎抗过敏	地塞米松滴眼液、氟米龙滴眼液、醋酸泼尼松龙滴眼液	可引起眼压增高，甚至视神经损害、视野缺损和视力下降，造成皮质类固醇性青光眼

眼保健操的正确姿势

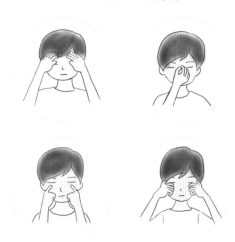

很多人都会使用眼药水来解决眼睛干涩和充血等问题，短暂使用不用惊慌，多数人不会出现严重副作用。任何药品抛开剂量谈影响，都是不科学的。如果只是偶尔使用，缓解视疲劳，且严格按照说明书上限定的次数，对身体一般不会造成太大影响。但其实比使用眼药水更有效的是拥有良好的用眼习惯，比如不长时间盯着电子屏幕或书本，经常眺望远方，偶尔做一遍眼保健操等都是很好的用眼习惯哟。

中南大学湘雅三医院：贾素洁

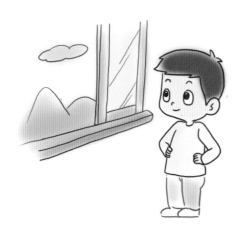

1.3

揭开止咳水成瘾的神秘面纱

"成瘾止咳水"事件，被媒体报道后为社会大众所知晓。此种止咳水一旦被滥用，就会让人产生对止咳水的生理和心理依赖，一旦"止咳水瘾"发作，如果没有及时饮用止咳水，就会出现手抖、失眠、痉挛、抽搐及情绪烦躁、行为失控等现象，而且长期使用还会出现骨质疏松，导致身高变矮，严重的会出现低血钾致心脏骤停猝死。为什么喝止咳水会成瘾？让我们一起来揭开止咳水成瘾的神秘面纱！

一、喝止咳水为什么会成瘾？

要想知道止咳水为什么会让人成瘾，首先需要了解一下咳嗽与止咳水的关系。人的大脑有一个指挥咳嗽的司令部，即"咳嗽中枢"，所有咳嗽动作反应的指令都从这里发出，而可待因可以直接抑制咳嗽中枢，阻止指令下达，让咳嗽的动作无法进行，进而达到镇咳目的，这种镇咳作用强大而迅速。所以人们将可待因制成止咳药水，用于治疗剧烈而频繁的咳嗽。

这种让人成瘾的"止咳水"就是含可待因的药水，市面上常见的西药有复方磷酸可待因口服溶液、磷酸可待因糖浆、愈酚伪麻待因口服溶液、可愈糖浆等。还有一些中成药糖浆如强力枇杷露、麻芩止咳糖浆、清热止咳糖浆等含有罂粟壳，而罂粟壳中含有吗啡、可待因、罂粟碱等易使人成瘾的成分。大家都知道罂粟是制成鸦片的原料，鸦片是毒品，吸鸦片毒品会成瘾，喝止咳水同样也会使人成瘾！虽然可待因属于"弱效阿片类"药物，其药物成瘾性远远弱于吗啡，而且常见"止咳水"中含可待因的含量较低，治疗剂量、短程用药不易成瘾，但是如果大量或长期饮用就会导致成瘾。

二、止咳水成瘾有什么症状和危害？

止咳水成瘾表现为连续多次服用止咳水后，会逐渐对其产生生理和心理的依赖及病态的嗜好，一旦停药就会出现主观上的严重不适症状，如精神不振、打哈欠、流眼泪、流鼻涕、出汗、全身酸痛、失眠、呕吐、腹泻和狂躁等，严重时还会昏迷、死亡。

止咳水成瘾可对身心健康造成严重的损害，其危害主要有四方面：①重度骨质疏松症、股

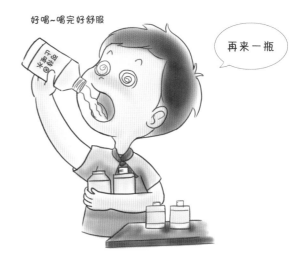

骨头坏死等，影响青少年骨骼发育；②对大脑造成伤害，如记忆力迅速衰退、反应迟钝、弱视、精神失常、中毒性精神病，甚至昏迷、死亡等；③导致依赖者心理扭曲、言行偏激极端，可影响青少年心理行为，形成异常及人格改变，出现撒谎、脾气暴躁、自卑、自闭、自虐、自杀等行为；④除了对依赖者自身的影响，可待因成瘾还会给家庭和社会带来沉重的负担和危害，如家庭关系不和谐、亲情遭受伤害、经济负担加重等，甚至可能导致依赖者走上违法犯罪的道路。

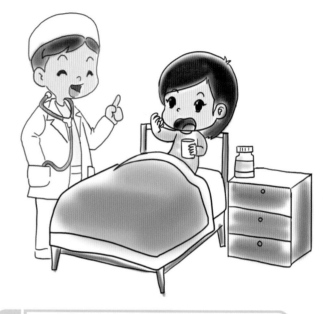

三、止咳水成瘾了怎么办？

如果止咳水成瘾，大家要认清成瘾的危害，积极主动配合医生治疗，逐渐减少依赖药品的服用剂量，原则是逐渐减量，切忌大幅度削减用量或完全停用，以使身体逐步适应。否则，由于身体无法耐受会出现戒断症状，且有一定的危险性。成瘾严重者，很难自行戒除，应在住院条件下积极治疗，争取早日戒除。

四、如何避免止咳水成瘾？

感冒咳嗽时到正规医院就诊并遵从医生指导服药。拒绝非法药店、诊所推荐的含可待因的止咳水，发现学校周边便利店、文具店违法销售止咳水的应及时向老师或政府有关部门反映和举报，防止同学受其危害。拒绝他人推荐的止咳水，拒绝网购止咳水，拒绝进入各类毒品传播高危场所，谨慎结交社会闲散青年。**特别注意：18岁以下青少年儿童禁止服用含可待因的止咳水！**

吸毒是明知道毒品含有成瘾的成分，而为了追求刺激主动去吸食的一种行为。而药物成瘾有时是因为青少年在对药物无知的状态下，服用了过量的治疗药物而导致的。青少年在成长过程中，特别需要父母的关爱、包容和支持，尤其是他们在遇到一些"成长的烦恼"，身心脆弱的时候。青少年们在碰到一些向自己推荐不明药品的人时，有任何疑问应及时与医生或药师沟通，切勿随意服用药物。愿所有青少年朋友能把握美丽的青春，愉快度过美好的青春生活！

中山大学孙逸仙纪念医院：刘春霞

1.4

治疗青春痘，
药该怎么选？

青春痘的"大名"叫痤疮，正值青春期的男生女生，几乎都体会过它的困扰，可以说它已经俨然成为了青春期的一个"特殊标志"。特别是对于女孩子来说，脸上的青春痘不仅影响了个人形象，有时还会给心理造成压力。面对恼人的青春痘，很多青年朋友们缓解它的方法就是用手挤出痘痘中的白色物质，这貌似会使痘痘快速平复，其实却是错误的做法。因为手上的细菌接触青春痘时，会导致青春痘发炎恶化，愈后会留下色素沉着，而且如果挤得力度过大，伤及真皮，还会留下难以去除的疤痕，而疤痕的治疗难度会更大。那么，该如何治疗青春痘？可以选哪些药呢？

一、为什么青春期的男生女生容易长痘痘呢？

要想治疗青春痘，我们首先要了解一下为什么青春期的男生女生容易长痘痘。青春期时，体内的雄激素水平升高，雄激素促进皮脂腺分泌大量皮脂，皮脂堵塞毛孔，皮脂越积越多就形成了一个个青春痘。如果毛囊皮脂腺导管的角化异常，可造成皮脂进一步堵塞，加重病情。另外，皮脂堵塞毛孔容易引发细菌滋生，尤其是痤疮丙酸杆菌大量繁殖可导致炎症加重，使病情进一步发展。所以，青春痘的发生主要与激素分泌失衡、皮脂分泌过多、毛囊皮脂腺导管堵塞、细菌感染

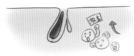

雄激素水平升高

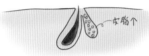

脂腺分泌大量皮脂

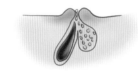

皮脂堵塞毛孔

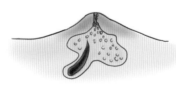

越积越多就形成一个个小痘痘

和炎症反应等因素密切相关。

青春痘的分级体现了青春痘的严重程度，确定其分级是选择采用哪种治疗手段的依据，如果仅有粉刺，属于1级（轻度）；如果有炎性丘疹，属于2级（中度）；如果有脓疱，属于3级（中度）；如果有结节、囊肿，则属于4级（重度）。

二、治疗青春痘，该如何选药？

通常轻度及轻中度痤疮以外用药物治疗为主，较常见的药物有外用维A酸类药物、过氧化苯甲酰凝胶、外用抗生素等，其代表药物及用药注意事项见右侧表。外用药物的使用可根据痤疮的严重程度选择一种或多种药物治疗，一般轻度痤疮我们可以单独选用外用维A酸类药物或过氧化苯甲酰凝胶治疗，而中度痤疮则需考虑联合用药。

药物类别	代表药物	用药注意
抗痤疮丙酸杆菌药物	过氧化苯甲酰凝胶	一般取适量涂患处，此种药物对衣物和头发有氧化漂白作用，应尽量避免接触。可引起皮炎、瘙痒、发红等
	外用抗生素，如红霉素软膏、夫西地酸软膏、克林霉素甲硝唑搽剂等	此类药物易诱导痤疮丙酸杆菌耐药，不推荐单独或长期使用
抗异常质化药物	外用维A酸类药物，如维A酸乳膏、阿达帕林凝胶、他扎罗汀凝胶等	此类药物存在光分解现象并可能增加皮肤敏感性，睡前使用可避免。为避免刺激反应，可采用较低浓度、小范围试用、减少使用次数等措施

需要注意的是： 在应用外用药物之前要洗净患处，并轻轻擦干，待干燥后于患处局部涂一薄层外用药物。应用外用药物时可小范围试用，以减少刺激反应，如果刺激反应严重应停药。通常外用维A酸类药物有轻微的局部刺激作用，当与其他具有刺激性的药物同时使用时可导致额外的刺激反应。因此，可采取清晨使用其他皮肤用抗痤疮药如红霉素软膏、克林霉素洗剂或过氧化苯甲酰水性凝胶，晚上使用外用维A酸类药物的方式，以避免药物刺激作用。

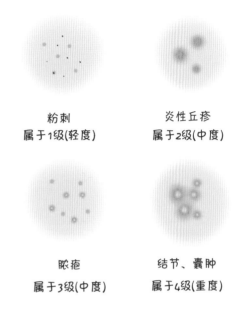

粉刺
属于1级(轻度)

炎性丘疹
属于2级(中度)

脓疱
属于3级(中度)

结节、囊肿
属于4级(重度)

除药物外，抗粉刺护肤品在痤疮防治中的作用也不容忽视。抗粉刺护肤品可发挥外用控油、修复皮肤屏障、调整皮肤状态、保持油水平衡作用来防治痤疮的发生。使用促进角质溶解或剥脱的抗粉刺类护肤品，不仅可以减少细菌耐药及药物的副作用，还可阻止粉刺转变为丘疹、脓疱。另外，具有修复皮肤屏障功能的护肤品还能减轻药物、物理和化学治疗出现的皮肤不良反应，如红斑、色素沉着、干燥、脱屑、敏感或光敏等。因此，在痤疮的治疗过程及治疗后恢复期，选择合适的抗粉刺类护肤品可以发挥重要的作用。

但对于中重度及重度痤疮，单纯使用外用药物治疗是不够的，通常需要口服药物联合外用药物治疗，因为多种药物联用可以覆盖痤疮发病机制的更多环节，产生协同的治疗作用。其治疗方案较为复杂，应去正规医院在医生的指导下联合用药。常见的口服药物见下表。

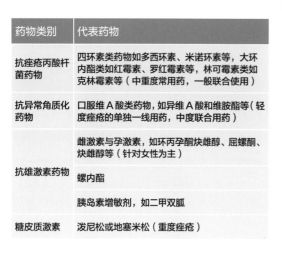

选哪个好呢？

药物类别	代表药物
抗痤疮丙酸杆菌药物	四环素类药物如多西环素、米诺环素等，大环内酯类如红霉素、罗红霉素等，林可霉素类如克林霉素等（中重度常用药，一般联合使用）
抗异常角质化药物	口服维 A 酸类药物，如异维 A 酸和维胺酯等（轻度痤疮的单独一线用药，中度联合用药）
抗雄激素药物	雌激素与孕激素，如环丙孕酮炔雌醇、屈螺酮、炔雌醇等（针对女性为主）
	螺内酯
	胰岛素增敏剂，如二甲双胍
糖皮质激素	泼尼松或地塞米松（重度痤疮）

注意： 表中介绍的药物多为处方药，必须在医生的指导下使用，切勿擅自购药使用，以免引起药物不良反应或加重病情。药物使用需注意以下几点：

▲ 四环素类药物不宜用于孕妇、哺乳期妇女和 8 岁以下的儿童。维 A 酸类药物有致畸作用，女性患者使用期间应严格避孕，小于 12 岁儿童也应尽量不用。

▲ 雌激素 / 孕激素仅限于女性痤疮患者，在经期的第 1 天开始服药有利于减少子宫出血。服药期间要注意防晒，以减少黄褐斑的发生。

▲ 长期使用抗生素可导致耐药，应在医生的指导下使用。

▲ 激素长期大剂量使用可能导致激素依赖性皮炎，宜短期小剂量使用，以免发生不良反应。

▲ 治疗痤疮是一个长期的过程，为了减轻并预防痤疮复发，通常需要使用药物维持治疗

3～12 个月。外用维 A 酸是痤疮维持治疗的一线药物，也可联合过氧化苯甲酰或低浓度果酸或功能性护肤品维持治疗。

▲ 痤疮后遗红斑、色素沉着、瘢痕往往需要综合治疗，必须在专科医生的指导下进行专业的治疗。

▲ 注意定期复诊，医生会根据药物治疗反应及时调整治疗方案，以减少后遗症的发生。

三、预防青春痘，应该从这些方面入手

√ 健康饮食，限制高糖、油腻和辛辣饮食；均衡饮食，多吃蔬菜、水果，保持大便顺畅。

√ 规律作息，避免熬夜，保证充足的睡眠。

√ 注意个人卫生，避免用手去挤痘痘。

√ 减轻精神压力，排解不良情绪。

√ 适当控制体重，避免过度日晒。

√ 科学护肤，油性皮肤宜选择控油保湿类护肤品。

中山大学孙逸仙纪念医院：陈楚雄

1.5

想美白，打"美白针"不靠谱

俗话说"一白遮三丑"，化完妆会比素颜好看一些，是因为粉底提亮了肤色，弱化了面颊上的斑点、疤痕和毛孔。可以说，大多数人认为不管五官基础怎样，白一点总会更好看一点。也是因为如此，很多人为了快速美白、高效美白，不惜冒险到美容院打"美白针"企图改变肤色。但是，美白针的风险也是不可小觑的，个别人甚至险些丢去性命，大家一定要引以为戒！

一、"美白针"到底是什么？真能美白吗？

"美白针"的主要成分是维生素 C、氨甲环

酸、还原型谷胱甘肽，其本质是多种注射剂的复合剂型。皮肤黑是因为皮肤有黑色素，而"美白针"中的这三个药可通过不同的机制干扰黑色素形成的过程，减少黑色素的产生，因此从理论上讲，其可以达到美白的目的。

但到目前为止，上述几个药在任何国家都没有被批准美白的适应证。这些药用于美白的标准用法用量如何，到底有多大效果，均缺乏充分的临床研究数据支持。而且，由于药物在体内会被肝肾等器官清除，当体内药物浓度降低时，

黑色素又会慢慢产生。因此，打"美白针"不能维持持久的白，想打一次"美白针"就能一劳永逸地美白，是不可能的。

二、"美白针"有哪些副作用？

"美白针"的本质是药品，"是药三分毒"，合格的药品即使在正常用法用量下，也会有发生不良反应的风险。针对这三种药，目前我们可以看到其药品说明书中不良反应项下有如下描述：维生素 C 快速静脉注射可引起头晕、晕厥，每日 2～3g 长期应用可引起停药后维生素 C 缺乏病（坏血病）。氨甲环酸有过敏反应、休克、皮疹、消化系统不良反应，并因其有止血作用，可引起血栓；注射速度过快，偶会产生恶心、胸内不适、心跳加快、血压下降等症状。注射用还原型谷胱甘肽有皮疹、过敏性休克、呼吸困难、恶心呕吐、头晕、头痛、心跳加快等不良反应报告。

三、"美白针"能到美容院注射吗？

打开搜索网站，检索"美白针"，很多美容

（任何国家没有美白的适应证）

（氨甲环酸）

（谷胱甘肽）

（维生素C）

机构服务广告就会映入眼帘，去美容院注射"美白针"存在哪些隐患？

1. 违规操作

● 这三种药品均需要注射用药，有的还是静脉注射，但绝大部分美容院没有医疗资质，实施无菌操作没有保障，静脉注射容易发生注射相关的感染。而且万一在注射前后，顾客发生了药物不良反应，特别是过敏性休克，根本没有抢救的能力。

● 这三种药品都是处方药，部分美容院没有注册医生，对于药物使用的剂量、用法等一知半解，存在严重的医疗隐患。

2. 来路不明

有些美容院还告诉顾客，他们用的是进口"美白针"，药品标签全是外文，英文、韩文、日文都有，这些药百分百都是假药。因为从国外正规进口的药品按我国药品管理的相关规定，必须有中文标签。美容院的"美白针"进货渠道没监控、储存没管理、使用不规范。我们为了美白去冒生命危险，着实不值得！

四、美白还有哪些招？

第一招　涂防晒霜。黑色素生成的多少与我们接触的紫外线多少有关，爱美的你，外出时注意涂防晒霜，可以减少紫外线对皮肤的刺激。

第二招　多吃瓜果蔬菜。维生素 C 确实有美白的效果，多种蔬菜水果都富含维生素 C，如猕猴桃等，通过食物足以补充我们每天需要的维生素 C。

第三招　作息规律。注意不要熬夜，睡眠不

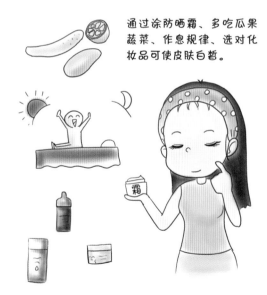

通过涂防晒霜、多吃瓜果蔬菜、作息规律、选对化妆品可使皮肤白皙。

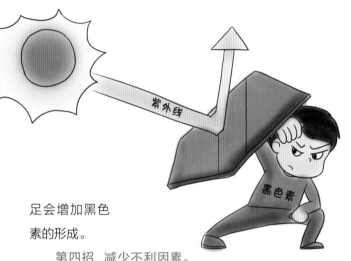

足会增加黑色
素的形成。

　　第四招　减少不利因素。
劣质的化妆品，某些药物如避孕药会
增加脸部皮肤黑色素的形成。我们要尽量减
少这些不利因素的影响。

　　皮肤的颜色来自于角质形成细胞内存储的
黑色素。黑色素细胞产生的黑色素可以防止阳
光对人体皮肤的辐射导致的细胞染色体受损。
一般来讲，存储黑色素多的人肤色更深，也更
受到保护，远离阳光辐射。美并不要一味求白，
健康才最美丽！黑色素守护皮肤，千万不要为
了美白去冒生命危险打"美白针"。

中山大学孙逸仙纪念医院：伍俊妍

1.6

青少年糖尿病，
药物使用需谨慎

　　家里的孩子莫名其妙就得了糖尿病，完全
不敢信，难道糖尿病不是成人才会得的疾病吗？
怎么会在孩子身上出现呢？近年来，越来越多的
青少年儿童患上糖尿病，很多家庭都备受困扰，
那么孩子是怎么患上糖尿病的呢？如何预防？得
了糖尿病，在药物使用上有哪些需要注意的？

一、青少年为什么也会得糖尿病？

　　我们知道胰岛素是人体内唯一一种可降血

糖的激素，它由胰腺中的胰岛细胞分泌。当胰岛细胞存在功能缺陷或受到某些因素被破坏时，胰岛素无法正常分泌，血糖值就会逐渐升高，到了一定的标准后就发展成为糖尿病。

引起青少年得糖尿病的因素主要有：

1. 自身免疫系统的缺陷，造成了胰腺分泌胰岛素不足。这就是所谓的"天生"糖尿病。

2. 家族遗传性。如果父母或祖父母等亲属患有糖尿病，那就意味着孩子有较大概率会遗传这种疾病。

3. 母亲怀孕时营养摄入不足，胎儿出生体重过低也会增加青少年得糖尿病的机会。

4. 生活方式不健康，饮食无节制，缺少运动，脂肪堆积导致肥胖。

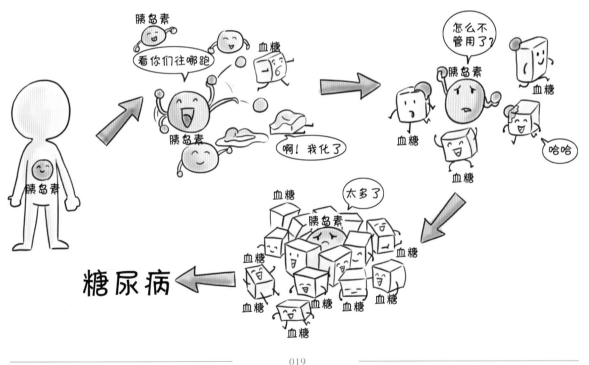

医学上把糖尿病分为 1 型和 2 型，一般来说上述第一种因素易造成 1 型糖尿病，患者以青少年和儿童为主。后面几种易引发 2 型糖尿病，患者以成人居多。但两者的诊断分类比较复杂，这个需要交由医生判断，因为糖尿病的分型和治疗是密切相关的。

二、青少年得了糖尿病，可以选择什么药物？

"道路千万条，用药安全第一条"。无论是什么疾病，我们千万要切记，用药第一原则是：

必须在医生确诊的情况下，根据医生处方，在药师指导下用药，千万不要仅凭他人经验或听信广告宣传自行用药！

1 型糖尿病患者由于是胰岛功能低下造成的胰岛素分泌不足，因此必须终生注射胰岛素。胰岛素注射液按起效时间可分为短效、速效、中效、长效、预混胰岛素等类型。其中只有短效胰岛素可以进行静脉注射，中效、长效、预混胰岛素只能皮下注射。某些胰岛素还规定了适用年龄，例如速效胰岛素中的赖脯胰岛素药品说明书

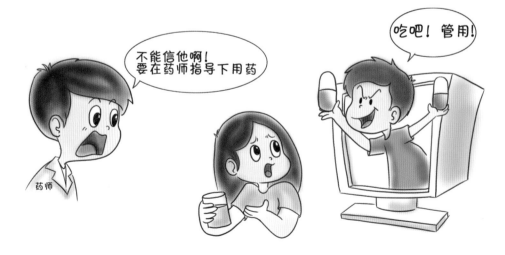

上标明了适用于 12 周岁以上患者，长效胰岛素中的甘精胰岛素适用于 10 周岁以上患者，地特胰岛素适用于 6 周岁以上患者。胰岛素注射液的选择、使用方法和剂量调整很有讲究，应由医生根据患者病情、经济条件、生活方式进行个性化制定。我们需要做的就是严格遵守医嘱。

有多种药物可用于治疗 2 型糖尿病，但对于青少年来说，世界上大部分国家（包括我国），只批准了胰岛素和二甲双胍这两种药物用于青少年 2 型糖尿病，并且目前二甲双胍仅可用于 10 岁以上患者。但即使只有两种药物，其使用也不是那么简单。一般情况下，在饮食调整和运动治疗的同时，二甲双胍可以作为起始治疗药物。如果医生判断患者血糖值较高，高血糖症状（多尿、多饮及多食）较重，甚至出现酮症酸中毒现象如乏力、呕吐、心慌、意识异常等，则需要联合使用胰岛素，并在使用过程中根据血糖值进行剂量调整。

三、青少年糖尿病用药应该注意什么？

▲ 胰岛素注射液最常见的不良反应是低血糖，使用后要注意有无出冷汗、饥饿、头晕、心跳加快、乏力等现象。如发生了低血糖，这时可吃一些饼干、糖果或喝一点糖水以缓解症状。如仍无缓解，要及时去医院就诊。

▲ 胰岛素注射液未开启使用前应在冷处（2～10℃）保存（冰箱冷藏室），千万不可放入冰箱冷冻室。开启后在室温（最高不超过 25℃）条件下存放即可，但最长保存时间为 4 周，同时应避免放在阳台、厨房等有光照和易受热的地方。

▲ 二甲双胍的口服剂型有普通片、肠溶片（胶囊）、缓释片（胶囊）等，不同厂家和剂型的服用方法通常不相同，服用前应仔细阅读药品说明书，可于进餐时或餐后立即服用。服用二甲双胍后，可能会有腹泻、恶心、呕吐、胃胀、乏力等副作用发生，但不必过于担心，这些症状大部分人可耐受，且过一段时间可基本消失。

▲ 无论是 1 型或 2 型糖尿病，每天应进行 3～4 次血糖监测，应在餐前、睡前及某些特殊情形，如运动、驾驶或出现低血糖症状时检测，以帮助及时调整用药，减缓并发症的发生。

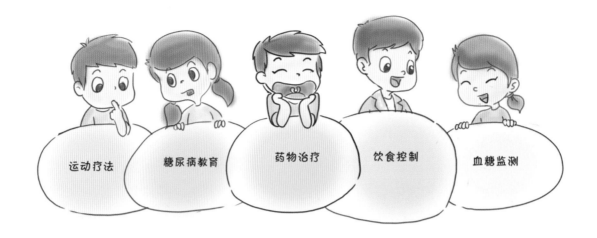

运动疗法　　糖尿病教育　　药物治疗　　饮食控制　　血糖监测

四、青少年糖尿病的其他防治方法

目前世界公认的治疗糖尿病的方法被称作糖尿病治疗的"五驾马车"：包括饮食控制、运动疗法、药物治疗、血糖监测和糖尿病教育。因此，青少年必须严于律己，管住嘴、迈开腿。

1. 养成规律进食的好习惯。零食不乱吃、不多吃，例如饼干、巧克力、雪糕、奶油和油炸食物等。注意饮食均衡，增加蔬菜、水果、豆类、谷类等富含纤维素、维生素的食物摄入；少喝可乐、奶茶等糖分较多的饮料，多喝茶水。

2. 多运动，坚持每天锻炼至少 30 分钟，每周五天。可选择快走、慢跑、上下楼梯、跳绳、游泳、骑自行车、登山等方式。

3. 注意心理调节，不必过于焦虑、担心。主动与家长共同参加糖尿病知识学习，包括营养支持知识、心理咨询等。

敲黑板，划重点

1. 严格遵守医嘱用药，重视监测血糖指标。
2. 健康饮食。
3. 坚持运动。
防治并重才能拥抱健康生活哦！

中山大学孙逸仙纪念医院：邱凯锋

1.7

鼻炎不想用激素，可以吗？

过敏性鼻炎最普遍的症状就是打喷嚏、鼻子堵，当你长期感觉鼻子痒，并且不断打喷嚏、流鼻涕，那么你极有可能是患上了过敏性鼻炎。目前青少年过敏性鼻炎的发病率逐年攀升，有的孩子因为鼻炎还出现了头痛、头昏、大脑缺氧、精神萎靡等症状，又因此造成了注意力难以集中、学习成绩下降，甚至食欲减退。鼻炎的危害不容小觑，于是很多人选择用药物治疗，但有些人认为鼻用激素有副作用，因此使用两三天症状稍缓解就停药，结果就是因为这种错误的操作引

起了病情的反复。那么，过敏性鼻炎怎样用药才正确呢？

一、是什么引起了过敏性鼻炎？

过敏性鼻炎是当患者吸入一些引起自身过敏的东西，如动物毛发、皮屑、尘螨、花粉等引起的鼻子过敏症状，表现为鼻塞、流涕、打喷嚏或鼻痒，可伴有眼睛流泪、发红发痒，头疼、头昏等症状。鼻炎的这些症状使得患者每天看起来都像哭过一样，变得"多愁善感"。

过敏性鼻炎可分为季节性、常年性两个大类。季节性过敏性鼻炎以春秋季节多发，多与室外环境因素有关，常见的过敏原有花粉、柳絮、杨絮等。常年性过敏性鼻炎一般不受明显季节因素影响，常见的过敏原有灰尘、尘螨、动物毛发、皮屑、香水以及过敏的食物等。

二、如何治疗过敏性鼻炎？

很多家长会问，有没有"不吃药、不打针"的方法能让孩子的鼻子舒服点？当然有，那就

季节性

柳絮

花粉

是用盐水清洗鼻腔,把过敏原、鼻涕冲走,降低过敏反应,但该方法只适合症状比较轻微的患者。那些症状稍重的过敏性鼻炎发作时应及时给予药物治疗,避免病程延长或病情加重。首选药物是鼻用糖皮质激素(简称激素),安全性高、效果好,如果单用激素治疗效果不好时,可联合使用抗过敏药和缓解鼻塞症状的药物。对于常年持续性过敏性鼻炎患者且其他药物治疗无效的,可考虑脱敏治疗。下表总结了常用治疗过敏性鼻炎的药物,供你参考。

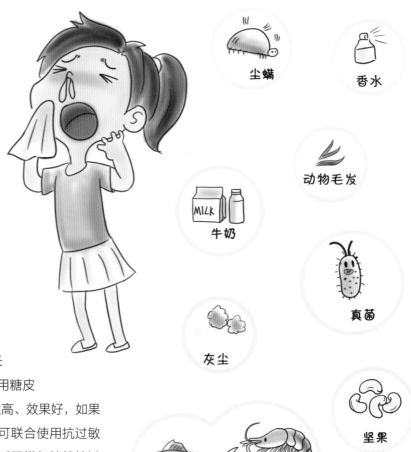

尘螨

香水

动物毛发

牛奶

真菌

灰尘

坚果

容易引起过敏的食物

常年性

常用治疗过敏性鼻炎的药物

药物类型	代表药物	特点及注意事项
激素鼻喷剂	糠酸莫米松鼻喷雾剂（3~11岁）、丙酸氟替卡松鼻喷雾剂（≥4岁）、布地奈德鼻喷雾剂（≥6岁）	治疗过敏性鼻炎的首选药物，安全性较好，进入全身的量很少。规律使用疗程不少于2周，症状缓解后可逐渐减量，病情严重者疗程4周以上，持续治疗优于间断治疗
抗过敏药——口服抗组胺药	氯雷他定、西替利嗪、咪唑斯汀（第二代）；左西替利嗪、地氯雷他定、非索非那丁（第三代）	适用于轻度的、每次持续时间很短的过敏性鼻炎，不良反应少，作用时间较长，每天服药一次即可，疗程不少于2周
抗过敏药——鼻用抗组胺药	左卡巴斯丁鼻喷剂和氮卓斯丁鼻喷剂	起效迅速，可以按需使用，但是用后有苦味，体验较差
白三烯受体拮抗剂	孟鲁司特钠颗粒、孟鲁司特钠片、孟鲁司特钠咀嚼片	可以减轻鼻塞作用，而对于鼻痒效果稍差。需根据不同年龄阶段给予不同剂量，每晚给药一次即可，疗程4周以上。孟鲁司特对光敏感，需避光保存，颗粒剂不能用水冲服，可与果酱、母乳或配方奶混合服用，咀嚼片不能直接吞服而应咀嚼后服下
血管收缩类滴鼻剂	羟甲唑啉鼻喷剂、呋麻滴鼻液	快速缓解鼻塞症状，但需谨慎使用，可引起反跳性血管扩张，反而使鼻塞症状加重，而且不要长期使用，可致鼻腔黏膜血管一直处于收缩状态，导致药物性鼻炎。一般每天喷鼻2次，连续用药不超过7天

对于那些"一剂见效根治过敏性鼻炎"的小广告，大家千万别上当。过敏性鼻炎是环境中的过敏物质与患者的过敏体质相互作用的结果，而自然界正常存在的过敏原不可能除去，而且患者的过敏体质也难以改变，所以过敏性鼻炎很难彻底治愈。但是通过有效的提前预防，很多鼻炎患者都能很好地控制疾病的发展，下面我们来教大家几个有效预防过敏性鼻炎发作的小妙招。

1. 避免接触过敏物质

首先必须找到我们对什么东西过敏，或者鼻子吸入什么样的东西会引起鼻痒、鼻塞等过敏反应，我们就要尽量避免接触它。如果过敏原比较隐匿，不好找，可以到医院进行过敏原检查。

（1）对于季节性过敏性鼻炎的孩子，到了春秋季节，就需要防范花粉、柳絮和杨絮，少去花草树木繁茂的地方，外出时戴上稍厚的口罩，避免鼻腔吸入过敏物质。

（2）对于常年性过敏性鼻炎的孩子，就要特别注意自身居住的环境，保持干净和卫生。对

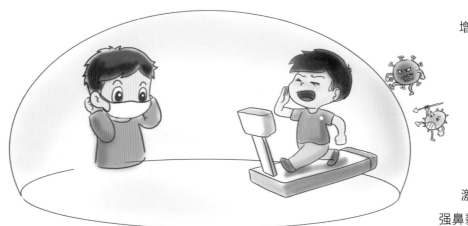

增加户外体育运动，如跑步、打球、散步等；平日里可以尝试用冷水洗脸及冲洗鼻子，以增强身体对冷刺激的适应能力，增强鼻黏膜的抵抗力；此外，每天可用热水泡脚 20～30 分钟，经常上下按摩鼻子，按压迎香穴等穴位，合理饮食，这些方法在一定程度上有助于缓解过敏性鼻炎症状。

尘螨、皮毛等过敏的孩子，生活中需及时更换床上用品，并不宜在床上摆放毛绒玩具，以减少与过敏物质的接触，室内保持干爽和清洁；尽量不要饲养宠物，避免与小动物的近距离接触；家长尽量不要使用刺激鼻黏膜的香水和制造二手烟环境，以减少对鼻黏膜的刺激；孩子应避免食用可导致过敏的食物，如鱼虾、鸡蛋、牛奶、面粉、花生、大豆等。

2. 加强锻炼，增强体质

运动能够增强人的体质和抵抗力，所以孩子们应多多锻炼，常年坚持，做好自我保健，

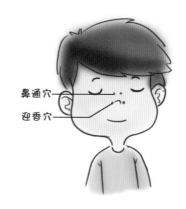

鼻通穴
迎香穴

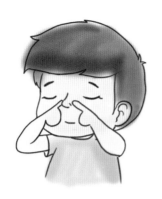

1.8

关于接种人乳头状瘤病毒（HPV）疫苗那些事

过敏性鼻炎的治疗是一场"持久战"，从生活点滴做起，及时做好相关的护理措施，注意减少过敏原的刺激，同时加强锻炼，增强对过敏物质的适应能力。不要轻信偏方，到目前为止没有任何保健品被证实对过敏性鼻炎有效。过敏性鼻炎发作时要及时就诊，并严格遵医嘱按时、按量用药，千万不要自行胡乱使用，以免对药物产生耐药性，使病情加重。

中南大学湘雅三医院：王胜峰

在我国，5.4% 的女性肿瘤和 0.5% 的男性肿瘤是由 HPV 感染导致的，其中宫颈癌占了女性肿瘤的 82.7%。HPV 是一种常见的生殖器官感染病毒，一般感染皮肤和黏膜。它能够引起宫颈癌，同时与其他癌症，如阴道癌、外阴癌、肛门癌、阴茎癌的发生也有关系。HPV 病毒主要通过性接触、密切接触、母婴传播以及医院感染获得。HPV 疫苗是利用 HPV 病毒通过现代的生物制药技术制成的，能够激活人体的免疫系统，以防止 HPV 感染。目前上市的 HPV 疫苗均为预防性疫苗。接种HPV疫苗能够预防感染，从而达到预防宫颈癌等相关肿瘤的目的。作为目前唯一可以预防癌症的疫苗，HPV疫苗已在100多个国家上市，在世界范围内大大降低了宫颈癌的发生率。下面是送给青少年朋友们的一份关于HPV疫苗接种的攻略，让你面对疫苗不迷茫。

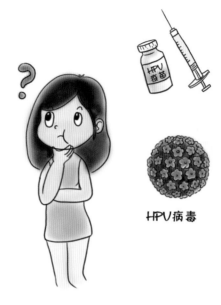

HPV病毒

一、青少年为什么要接种HPV疫苗？

青少年是HPV感染的高发年龄段，这与青少年对HPV感染认知度较低，不安全的性行为，以及其生理特点易于HPV病毒的复制等因素有关。我国一些地区已经报道青少年在HPV感染上占很大比例，国外也有较多的资料表明青春期和年轻女性中，HPV感染率较高，并且90%以上的宫颈癌与高危型HPV持续感染相关。所以应该鼓励和支持青少年早期进行HPV疫苗接种，要认识到早接种早受益。同时，接种疫苗也有利于减少成年后HPV的感染。

WHO建议将9～14岁未发生过性行为的女孩作为首要接种对象。 当然HPV疫苗的接种对象不仅仅只是针对女孩，科学家们认为如果给同龄的男孩接种HPV疫苗，能够降低他们患头颈癌、咽喉癌等的风险；同时男性预防接种对性伴侣也是一个重要的保护措施（特别是同性恋者）。

二、HPV疫苗的安全性如何？

目前大量的证据表明HPV疫苗是安全的。HPV疫苗接种最常见的不良反应是注射部位出现局部红肿、疼痛以及麻木等，一般比较轻。此

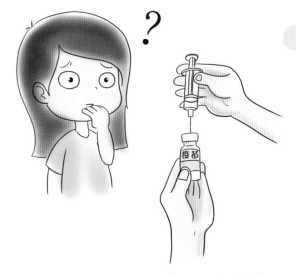

HPV 疫苗分为不同价数的疫苗，价数越高，代表含病毒株越多，能预防的病毒类型也更多。目前国内已经上市的 HPV 疫苗主要有 2 价 HPV 疫苗、4 价 HPV 疫苗、9 价 HPV 疫苗等，具体分类、推荐年龄、预防疾病谱见下表。

疫苗类别	2 价 HPV 疫苗	4 价 HPV 疫苗	9 价 HPV 疫苗
预防病毒亚型	16，18	6，11，16，18	6，11，16，18，31，33，45，52，58
接种人群	女性	女性，男性	女性，男性
针对年龄	9～26 岁	20～45 岁	9～26 岁
预防疾病	宫颈癌等	宫颈癌、阴道癌、阴茎癌、肛门癌等	宫颈癌、阴道癌、阴茎癌、肛门癌等

外，还有头痛、眩晕、发热、疲乏、肌肉疼痛等不适，这些反应通常是一过性的，较少发生严重的不良反应和后果。

不适合接种 HPV 疫苗的特殊情况：对蛋白质、酵母或其他疫苗曾发生过严重超敏反应，比如出现包括呼吸道、消化道和皮肤等严重过敏反应（哮喘、严重荨麻疹、腹痛腹泻等），甚至发生过休克；目前正在生病且比较严重或者正处于发病急性期（需等病情稳定，并且与专业医生讨论后决定是否接种）；孕期、哺乳期避免接种，有备孕计划的女性不建议接种。

这三种疫苗中，2 价及 9 价 HPV 疫苗是青少年可以用的，如果经济状况允许的话，可以选择 9 价疫苗，而 2 价疫苗也基本可以预防 70% 的宫颈癌及癌前病变。接种方法一般采用肌内注射，通常接种在上臂三角肌，每次 0.5ml。2 价 HPV 疫苗一般按照 0、1、6 个月间隔接种一次；

而9价 HPV 疫苗一般为 0、2、6 个月间隔接种一次。

目前认为 15 岁之前的青少年是接种 HPV 疫苗的黄金时期，只需要接种两次，两针之间至少间隔 6 个月，不超过 12～15 个月；但如果两次间隔不足 5 个月，需要接种第三针。15 岁之后则需要接种三针（第 0、1～2、6 个月）。

疫苗接种小贴士：

▲ 如果正处在疫苗接种期间，不建议接种中途更换疫苗。

▲ HPV 疫苗是预防性疫苗，在未被感染前接种效果是最好的；如果感染了且造成相关病变，建议治疗后接种。

▲ 接种地点一般是社区医院和社区卫生服务中心，可提前预约。

▲ HPV 有多种类型，对于宫颈癌高发的女性而言，即使接种了 HPV 疫苗，也不可能完全覆盖全部的 HPV 病毒种类，仍旧需要定期进行常规的宫颈癌筛查。

福建医科大学孟超肝胆医院：赖延锦、黄德福

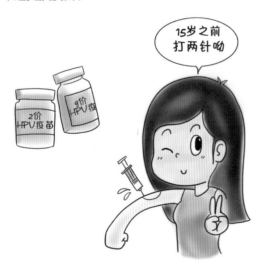

青少年用药必知
青少年成长不烦恼

1.9

痛经别强忍，
找准病根，对症下药

女孩们最讨厌的亲戚，十有八九就是每月到访的"大姨妈"。"姨妈"到访的那几天，小肚子总是不舒服，轻则酸痛，直不起腰；重则绞痛，晕厥倒地，这架势，让人难免闻"痛经"色变。"痛经正常，多喝热水就行了""不要那么娇气，忍一忍就过去了""小姑娘都这样，生完小孩就没事了"……乍一听都有道理，仔细一想，漏洞百出，"姨妈"事小，痛经事大。

一、为啥月经会痛？

每个女生初潮的时间不一样，一般在10～14岁之间，月经周期也因人而异，一般是28～30天。对于痛经，可以根据不同的病因分为以下两种：

1. 原发性痛经　简单说就是不知道具体的病因。特点为一般初潮不久就发生痛经。

2. 继发性痛经　一般会有具体的病因，如子宫内膜异位症、子宫腺肌症、子宫肌瘤等。特点为初潮之后不痛，若干年后发生疼痛。

临床上以原发性痛经最为多见，占90%左右。

关于痛经的原因目前研究认为，痛经是由于子宫的剧烈收缩（引起子宫收缩的罪魁祸首的名字叫"前列腺素"）导致局部缺血从而刺激盆腔的痛觉神经，于是我们会感觉到疼痛，多数女生把痛经的疼痛形容为"绞痛""痉挛性痛"。如

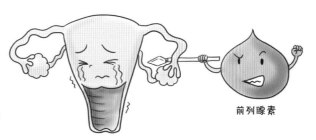

前列腺素

子宫

果有子宫肌瘤会加重子宫的不协调收缩使疼痛加剧；如果有子宫内膜异位症则很可能是异位的内膜侵蚀到盆腔的神经而引起疼痛。对于继发性痛经需要到妇科进行诊断和治疗，对于原发性痛经，目前尚无根治的办法，只能对症处理。

二、三招教你终结痛经

坊间流传着多种缓解痛经的方法，比如喝红糖水、针灸、艾灸、臀疗等，这些方法的效果因人而异，可重复性不佳，有些甚至存在争议。接下来隆重推出几个久经考验、无数次被验证有效的治疗方法。

1. 热敷 男朋友只会说喝热水？也不是完全没有道理的，如果能帮你再递上个暖宝宝那就更贴心了。热敷可以加速局部血液循环，带走更多的前列腺素，可以在一定程度上缓解痛经。推荐用于轻度痛经的女孩。

2. 止痛药 现代医学认为子宫前列腺素过量产生是痛经疼痛的促进因素。**非甾体抗炎药可以抑制前列腺素的生成，起到止痛的作用，常用的是布洛芬。**这类药物可大大降低痛经对于女生

学习和考试的负面影响。布洛芬缓释胶囊止痛效果一般可持续 12 小时，必须整粒吞服才能起到持续的止痛效果，万万不可掰开或者用水溶解后服用。因为该药起效需要半小时左右，建议根据平时痛经的时间提前服用，每次服用不超过 5 天。家长和孩子们不要过分担忧止痛药的不良反应，统计结果表明只有少数人服用布洛芬会出现恶心、呕吐、转氨酶升高等现象，短期使用止痛药，一般安全性和耐受性较好，也不会产生依赖性。但需要注意的是：在用药前和用药期间有任何问题都应咨询专业的医生或者药师。

中医学认为不通则痛，"宫寒"会引发痛经，主张使用具有活血化瘀、温经散寒的药物，需根据个人体质到正规中医院由专业中医师开具处方使用。

3. 口服避孕药 不开玩笑，医学科普，我们一贯是认真的。口服避孕药治疗痛经已得到了全球范围的认可和推荐。**常用的口服避孕药包括屈螺酮炔雌醇、去氧孕烯炔雌醇片等。**前面提到，原发性痛经目前尚不清楚具体的机制，很多研究都证明了其可能与体内雌激素和孕激素的水平有关。因含有雌激素和孕激素的避孕药可抑制

排卵和子宫内膜组织生长，从而减少经血量和前列腺素分泌，起到缓解痛经的作用。大量研究数据都证实口服避孕药不仅可以缓解痛经，还可明显降低月经不调的发生率。如果重要考试遇到月经期，担心发挥失常，也可以尝试用口服避孕药来避开月经期。此药虽好，但也有一些不良反应，如恶心、头痛、乳房胀痛及轻微出血等，因此切不可私自乱用，一定要在医生或者临床药师的指导下使用。

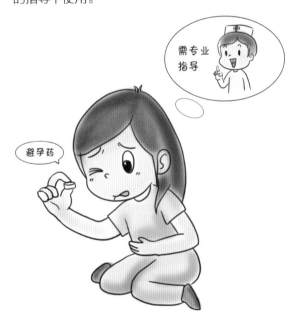

中南大学湘雅三医院：宋立莹

三、那些会让痛经卷土重来的事

1. **贪食冷饮** 冷饮可能会引起子宫血管的收缩和痉挛，加重痛经。有些女孩原本不痛经，但平时爱吃冷饮，结果就真的验证了贪食冷饮会诱发痛经的事实。

2. **无辣不欢** 辛辣食物含有辣椒素，可引起子宫血管的收缩和痉挛，还会引起月经血量的增加。爱吃辣的女孩可要好好反省一下啦，痛经的原因或许就和自己的"重口味"有关。

3. **剧烈运动** 在日常生活中，打球、跑步等适度锻炼对缓解痛经有一定的效果，但是经期则不推荐剧烈运动，否则不但不能缓解痛经，还会适得其反。

4. **"压力山大"** 越来越多的研究证实：紧张情绪、压力大、生活重大变故、人际关系紧张都可能诱发痛经，保持舒畅的情绪、提高应对压力的能力可有助于缓解痛经。

1.10

过期药品，你是有害垃圾

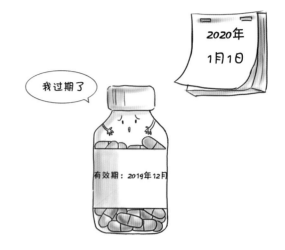

随着越来越多的城市开始正式实行垃圾分类制度，灵魂拷问"你是什么垃圾？"成为新话题。在各种"干货""湿货"齐力攻坚下，有创意的网友们总结了一套垃圾分类的诀窍："猪能吃的，叫湿垃圾；猪不能吃的，叫干垃圾；猪吃了会死的，叫有害垃圾；可以卖出去换猪的，叫可回收垃圾"。那过期药品是什么垃圾？装过期药品的包装又是什么垃圾？中药渣又是什么垃圾呢？

扔垃圾第一步：识别药品有效期

过期药品就是在药品有效期内未被使用的药物。举个例子，一盒药品的有效期是 2019 年 12 月，那就意味着该药品可以使用到 2019 年 12 月 31 日，2020 年 1 月 1 日该药品的身份就转变为过期药品了。根据《药品管理法》的规定，过期药品按劣药处理。

扔垃圾第二步：过期药品乱扔危害大

1. 过期的药品坚决不能再用

有些人误以为刚刚过期的药只是药效变差，

其实服用过期药品可能不仅只是无效，甚至还有可能有毒副作用。过期药品存在安全隐患，药品由于受光线、温度、湿度等因素的影响，随着时间的推移，可因发生理化反应而导致成分改变。超过有效期的药品会出现药效降低和不良反应发生增加的可能，轻者影响疗效、贻误病情，重者可能会给人体带来严重伤害，甚至造成死亡。如阿司匹林过期后，毒性增加，服用后可能导致听力下降；青霉素过期后，不仅会失效同时也更容易引起过敏反应。

2. 过期药品更不能随意丢弃

▲ 随意丢弃可能会造成小孩或其他人误服，导致悲剧发生。如降压药及降糖药，小孩误服后可能导致严重的低血压和低血糖休克。

▲ 药物中的成分散落到环境中容易污染环境。过期药品未经处理直接与生活垃圾一起掩埋或倒入下水道，会污染土壤和水源，影响生态健康。近年英国的一项研究发现，由于避孕药流入河流及下水道情况严重，河流里的鱼儿被这些化学物质污染，甚至导致一些雄性鱼出现雌性化特征。

▲ 不法分子通过低价回收过期药改换包装后，再回到销售市场，给人民群众的健康和生命造成极大威胁。

由此可见，过期药品危害大，随意处理更是不可取。

扔垃圾第三步：投对垃圾桶

1. 过期药品　由于过期药品存在上述种种危害，过期药品在垃圾分类中为有害垃圾！大家可以将过期药品送至附近设有回收点的药店或是医院药房，由这些专业机构帮助统一销毁。如附近没有回收点，对于少量过期药品，可以放入密封袋，投入到有害垃圾的垃圾桶中。

2. 装过期药品的包装　以纸盒装药品为例，大家知道纸盒属于可回收垃圾，那么纸盒装药品是不是可以把里面的药扔到有害垃圾箱中，再把药品的内包装及纸盒扔到可回收垃圾箱里呢？答案是：不行！

在垃圾管理条例中提到的有害垃圾包括废药品及其包装物等，对于装过期药品的药品包装，也应该同过期药品一起（切勿拆开）扔进有害垃圾箱，防止药品暴露在环境中污染环境。

3. **中药渣** 根据垃圾管理条例来看，中药渣属于湿垃圾！因为中草药是一些纯天然的原料，可以腐败降解或再生为有机肥料、燃料等。在倾倒中药渣时，要尽量把水沥干，再丢弃到湿垃圾分类箱中。没有煮过的中药材也是湿垃圾，就像瓜子壳一样，再干也是湿垃圾。另外再提醒一下，如果是代煎的中药，喝完的中药袋属于可回收垃圾哦。

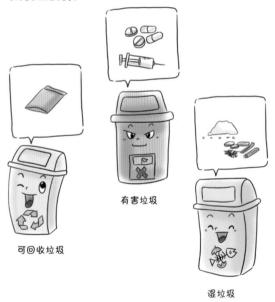

可回收垃圾

有害垃圾

湿垃圾

1. **不盲目囤积药品** 很多药店经常会推出一些药品促销活动，有些人有"囤药"抢优惠的习惯，最后导致药品过期，造成不必要的浪费和污染。药品属于特殊商品，最好还是根据自己的需要理性购买。

2. **别泄露太多信息** 自行处理过期药品时，一定要用记号笔将药品上的文字、图片等信息涂抹或销毁掉，这样既不让患者的疾病隐私泄露，同时也可避免被他人捡到并服用。

3. **慎重处理特殊的细胞毒性药物** 对于一些抗肿瘤药物等有毒或其他特殊药物，最好送到医院的回收点处理。

4. **切莫好心办错事** 切记不要将自己日常使用的药品（不管是不是过期）随意赠送给亲朋好友，这样会好心办坏事的，因为在没有了解用药者的病史、诊断结果时"跟风用药"是极其危险的。

当你不知道怎样处理手边的过期药品时，可向药师等专业人士寻求帮助。

中南大学湘雅三医院：王胜峰

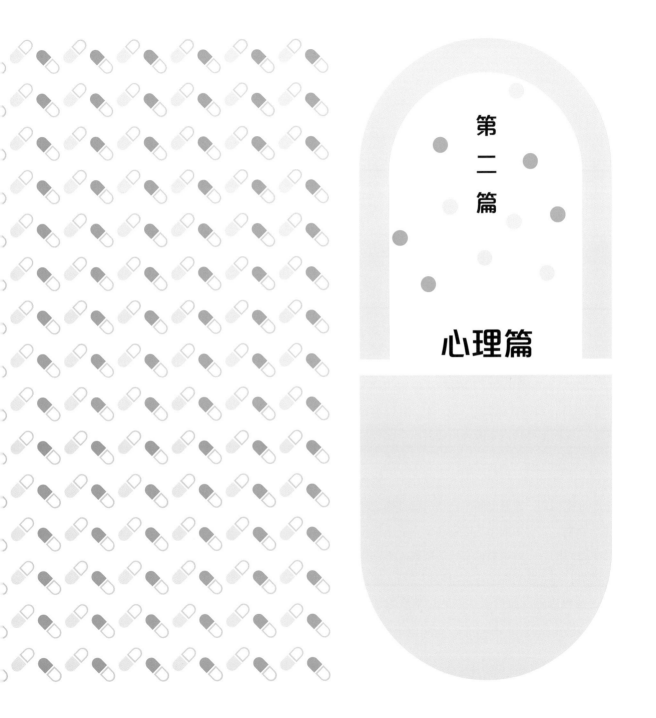

第二篇

心理篇

2.1

社交恐惧症，我该怎么办？

"我的性格很内向，没有什么朋友。""人多的时候，我根本不知道说什么，应付得很累。""我很怕老师点名发言，每当这个时候我就紧张得说不出话。"……有些人常常将"害羞内向"的表现自黑为"社交恐惧症"。事实上，性格内向、害羞腼腆与社交恐惧症根本不是一回事。它们最典型的区别在于：害羞的反应是暂时的，它会随着你对环境或者人的熟悉而消失，不会影响你的正常学习和生活；而如果这些焦虑的反应影响了你的正常学习和生

活，成为一种严重的心理负担，则很可能是社交恐惧症。

一、认识社交恐惧症

社交恐惧症，也叫社交焦虑障碍，是一种常见的心理疾病。它是指患者对任何社交和公开场合产生异乎寻常的、持久的恐惧和紧张不安，对于在陌生人面前或可能被仔细观察的社交或表演场合感到强烈恐惧或忧虑的精神疾病。患者明知对自己并无真正威胁，明知自己的这种恐惧反

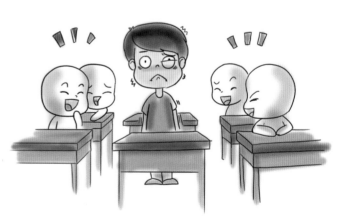

害羞 ≠ 社交恐惧症

应极不合理，但在相同场合下仍反复出现恐惧情绪和回避行为，难以自制。

据报道，社交恐惧症可以发生在任何年龄，但心理问题症状往往开始于青春期。主要原因在于这段时间是青少年的升学期，心理状态比较脆弱。我国部分地区的流行病学调查显示，青少年中社交焦虑障碍患病率约为 8%。

二、遇上社交恐惧症怎么办？治疗药物有哪些？

社交恐惧症对青少年的成长具有非常大的危害，很容易迁徙为慢性，并共发其他精神疾病。不过不用担心，只要及时到医院评估和诊断，尽早治疗，保持乐观的心态，社交恐惧症一定会与你渐行渐远。目前治疗的主要方式包括心理治疗、药物治疗等综合治疗方式。

目前，社交恐惧症的治疗药物主要是抗抑郁药和抗焦虑药，都是对症治疗。虽然不是主要的治疗方式，但是可以较快地控制症状，迅速减轻患者的痛苦和困扰。

人们喜欢将抗抑郁药称为"快乐药"，因为研究发现，人们抑郁的产生与身体内缺乏 5- 羟色胺、肾上腺素、多巴胺等让人产生快乐情绪的神经递质相关，于是聪明的人类就通过补充人体中这些"快乐递质"来治疗社交恐惧症。一线的抗抑郁药主要有以下两类：

- 补充 5- 羟色胺（选择性 5- 羟色胺再摄取抑制剂）类药物，代表药物为帕罗西汀、舍曲林和艾司西酞普兰等。

- 补充 5- 羟色胺、去甲肾上腺素（5- 羟色胺和去甲肾上腺素再摄取抑制剂）类药物，代表药物为文拉法辛、度洛西汀等。

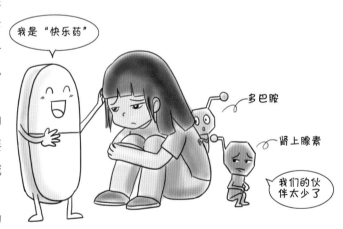

另外，有时还需要联合氯硝西泮等苯二氮䓬类药物，缓解恐惧带来的躯体焦虑反应，或者使用普萘洛尔等 β 受体拮抗剂，解决焦虑引起的生理症状，比如震颤或心跳过快。具体的用药方案，就交给医生来选择吧。

三、药物不良反应要知道

社交恐惧症的治疗药物因为可能产生较多的不良反应，往往让患者望而却步或停药放弃，以使疾病得不到有效的治疗甚至复发。在用药前充分了解药物的不良反应和防治方法，建立一定的心理预期并保持耐心，就可迈出治疗成功的第一步。

例如有的药物（如帕罗西汀、舍曲林）可让人产生难以忍受的肠胃不适、头痛失眠等；有的药物（如氯硝西泮）长期服用具有药物依赖性；有的药物（如帕罗西汀、舍曲林、艾司西酞普兰、文拉法辛等）容易发生严重的 5- 羟色胺综合征。5- 羟色胺是人体中产生的一种化学物质，它就像一位使者，可以让大脑细胞与神经系统细胞相互通讯。如果大脑中的 5- 羟色胺太少的话，

可能会引起抑郁症，因此许多抗抑郁药的作用就是增加大脑中的 5- 羟色胺。但 5- 羟色胺过多，也会导致过度的神经细胞活动，激发一系列潜在致命的症状，如焦虑不安、瞳孔放大、恶心、心率过快、战栗、抽搐、大量出汗，甚至高热、癫痫发作、失去意识，这就是 5- 羟色胺综合征。一旦发生了严重的 5- 羟色胺综合征，应立即停药并到医院就诊。

社交恐惧症治疗小贴士

√ 如果患有社交恐惧症，记住不要羞于启齿，要尽快咨询医生，尽早治疗。

√ 药物虽然不能完全消除患者的恐惧情绪，但可以有效地缓解患者因恐惧产生的焦躁等症状。

√ 了解药物治疗的不良反应，有助于坚持治疗，走向康复。

√ 不同的人对同一种药物可能会产生不同的不良反应，所以一定要密切关注药物的不良反应，如不能耐受要及时告知医生，由医生根据个体情况进行剂量调整或更换药物。如发生严重不良反应，要立即停药并马上就医。

√ 单用药物无法迅速改善焦虑症状，至少

需要 2~6 周，因此要给自己和医生一点时间和耐心。

√ 正常服药期间，自行调整用药剂量或停药不可取，这会带来更严重的不良反应。

社交恐惧症，用药需谨慎，送你开心（乐观）、细心、耐心和信心，四心定能助你走出阴影，拥抱阳光。

中山大学孙逸仙纪念医院：余晓霞

2.2

遇事紧张是不是焦虑症？

紧张、害怕、恐惧、郁闷、烦躁……这些情绪就是焦虑，如果程度适中、持续时间很短，就属于正常的焦虑，它会使人处在"应激"状态中，激发人的内在生理功能，如分泌肾上腺素来积极应对危机。正常的焦虑不会影响我们的生活，比如考前焦虑，但当焦虑严重到一定程度、持续时间过长时，就会变成病态焦虑，称为焦虑症状，符合相关诊断标准时，就会被诊断为焦虑症。关于焦虑究竟是来源于先天还是后天？为什么有些人容易焦虑？研究人员们仍未

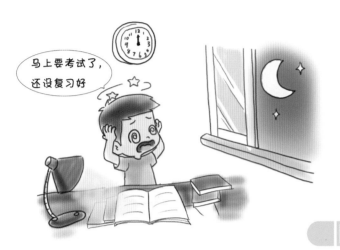

马上要考试了，还没复习好

些青少年甚至出现更严重的行为问题，比如网络成瘾、吸毒、犯罪等。青少年焦虑症通常早期有轻度的焦虑情绪存在，但病情程度可随病程延长而逐渐加重，对其身心健康以及生活质量产生严重不良影响。因此，青少年焦虑症需要尽早接受合理有效的干预措施和治疗，使身心健康恢复正常。

二、出现哪些症状需警惕焦虑症？

焦虑症，又称焦虑障碍或焦虑性疾病，是一组以焦虑为主要表现的精神障碍，出现如下症状需警惕焦虑症：

▲ 早期身体不适，如心慌、心悸、胸闷、气短、心前区不适或疼痛；全身疲乏感、生活和学习能力下降，这些症状反过来又加重担忧和焦虑。有的还会出现失眠、早醒、梦魇等睡眠障碍，而且颇为严重和顽固。

▲ 出现莫名其妙的紧张、害怕、恐惧、不安、易怒，对未来生活和学习缺乏信心和乐趣。

▲ 自主神经系统功能亢进，如心跳过快、呼吸急促、出汗、眩晕、四肢麻木、身体发冷或

达成一致。但无论焦虑的原因是什么，认清它并及时、认真地处理，是可以让我们远离焦虑的。

一、焦虑症严重吗？

焦虑症是在青少年群体中发病率最高的精神疾病。青春期是一个敏感而脆弱的特殊时期，不仅在心理与生理上有非常大的变化，而且受到学习、家庭及社会等影响，更容易出现一些焦虑问题。这种焦虑可能表现出叛逆、情绪不稳定，甚至会出现厌学、暴力行为、封闭自己，不愿意主动跟父母、老师、同学接触等行为问题。有一

青少年用药必知

青少年成长不烦恼

发热、手脚冰凉或发热、胃部难受、大小便过频、喉头有阻塞感等。

▲ 精神运动性不安，如坐立不安、心神不定、小动作增多、注意力无法集中等。

▲ 害怕与外界接触，不敢表达自我感受，感觉自己与身边的人格格不入。

▲ 因焦虑情绪感到浑身不舒服，用无意识的动作消除紧张，比如咬指甲、不停搓手指等。

三、焦虑症找上门该怎么办？治疗药物有哪些？

对于轻度焦虑症，我们可以通过自我调解的心理治疗减轻焦虑情绪，维护健康、乐观的正面心态，提高生活质量，避免因病情加重而对日常生活与学习带来过多不利影响。

1. 排除焦虑源 "心病终须心药医，解铃还须系铃人"，有时候我们并不知道自己为什么焦虑，而我们能做的就是暂时远离那些已经知道的能给我们带来焦虑的事情，防止焦虑症进一步恶化为严重焦虑。

2. 保持良好的心态 遇到挫折时要有一种

"塞翁失马，焉知非福"的心态，坦然面对，不过分悲观、怨天尤人。

3. 保证充足的睡眠 高质量的睡眠是减轻焦虑的良好方法。

4. 注意劳逸结合，加强身体锻炼 积极参加文体活动，包括听轻松音乐、打球、跳舞，能迅速减轻焦虑。

5. 学会倾诉 和高人一次谈心，就有可能解

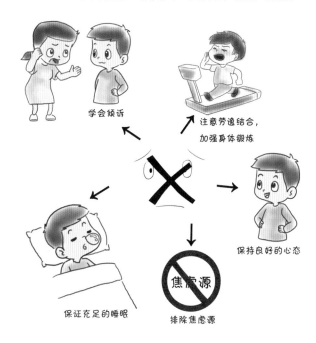

学会倾诉

注意劳逸结合，加强身体锻炼

保持良好的心态

保证充足的睡眠

排除焦虑源

焦虑源

决自己一生的难题；与君一席话，胜读十年书。

一般轻、中度焦虑症通过自我调节或心理治疗就能治愈，如果达到了重度程度，对生活、学习带来长时间的严重影响，则需要进行药物治疗，常用抗焦虑药物见下表。

分类	代表药物	特点
镇静抗焦虑药（苯二氮䓬类药物）	阿普唑仑、地西泮、艾司唑仑等	起效快，抗焦虑作用强，用于急性期焦虑。短期使用一般治疗时间不超过2～3周
5-HT$_{1A}$（5-羟色胺1A）受体部分激动剂	丁螺环酮、坦度螺酮	镇静作用轻，不良反应少，但起效相对较慢，约2～4周，个别需要6～7周，持续治疗可增加疗效
三环类药物	丙米嗪、阿米替林、多塞平、马普替林等	不良反应多，用药剂量为每日50～250mg，剂量缓慢递增，分次服用。减药宜慢，突然停药可能出现失眠、焦虑、易激惹、胃肠道症状和抽搐等
补充5-羟色胺（选择性5-羟色胺再摄取抑制剂）	艾司西酞普兰、氟西汀、帕罗西汀、舍曲林等	镇静作用较轻，可白天服药，如出现嗜睡乏力可改在晚上服，为减轻对胃肠道的刺激，通常在早餐后服药
补充5-羟色胺和去甲肾上腺素（5-羟色胺和去甲肾上腺素再摄取抑制剂）	文拉法辛、度洛西汀等	不良反应少，耐受性好，安全性高

四、在开始药物治疗时应注意什么？服药后多长时间会有效果？

焦虑症越早治疗效果越好，药物治疗应该从小剂量开始，1～2周后加量，在治疗1周时应让医生评价药物疗效以及机体的耐受性，4～6周后可采用推荐剂量，达治疗剂量后4～8周内，每两周评估一次。抗焦虑药起效时间普遍比较慢，一般2～4周才可以达到比较好的、稳定的效果，欲速则不达，不可自行增加药物剂量，要多给自己和医生一点时间和耐心。我们该选择什么样的抗焦虑药、怎么应用、剂量如何调整都需要在专业医生或药师的指导下进行。

五、症状好转之后，可以自行减量或停药吗？

过快减药，尤其是突然停药，容易造成原有症状反弹或者加重。因此，为了保证药物治疗效果及预防复发，需要在医生的指导下调整药物剂量，不可自行减量或停药。不同种焦虑症的疗程不尽相同，仅有焦虑症状而且生活功能受到影响，如果药物治疗后焦虑症状消失，则可停药；严重焦虑症需要症状缓解后坚持服用药物1～2年。

有些人停药后会发生停药反应，常发生于长期治疗基础上突然停药，甚至药物减量后1～2周内，症状持续时间较短，可能在1天或3周内消失。如果出现停药反应，应尽快恢复原来的治疗，减慢减药速度或逐渐停药，甚至需要2～3个月的停药过程。

六、长期服用抗焦虑药会产生依赖性吗？

抗焦虑药中长期使用会产生依赖性的药物主要是苯二氮䓬类药物，连续用药＞6个月发生依赖性的概率为5%～50%，一般半衰期（药物吸收或消除一半所需的时间）短的药物较容易发生，因而不宜长期单独使用。停用苯二氮䓬类药物可能发生以下两种类型的症状：第一，原来的症状可能复发；第二，可能出现戒断症状，常发生在停药后数天内，但是一般在2～3周内症状减轻或消失。常见苯二氮䓬类药物戒断综合征的症状包括：焦虑、易激惹、失眠、疲倦、头痛、肌肉抽搐或疼痛、震颤、摇摆、出汗、头

晕、注意力集中困难、恶心、食欲减退、明显抑郁、感知增强（嗅、视、味、触觉）、异常知觉或运动觉等。因此，苯二氮䓬类药物用于急性焦虑，仅限于短期应用。

真正的勇士敢于直面惨淡的人生，患有焦虑症并不可怕，更没必要感到羞耻，目前有很多很好的治疗药物、治疗手段来帮助我们战胜病魔。因此，别怕焦虑症，相信自己，相信医生，耐心、规范地接受治疗，让我们一起拥抱健康美好的人生。

福建医科大学孟超肝胆医院：王金叶

2.3

科学用药赶走抑郁症

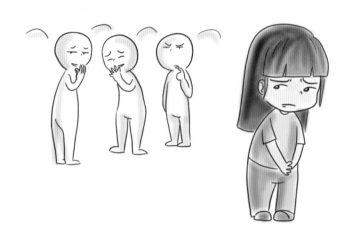

情绪低落、思维迟缓、无力自卑、自我否定，你有没有经历过以上的任何一种情绪？我有过，我猜你也有，只是程度轻重不同而已。有了这些症状是不是就等于得了"抑郁症"呢？抑郁症有时也被称为"心灵感冒"，前面提到的一些负面情绪还不足以概括抑郁症的全部临床表现，"没活力""精力匮乏""睡眠极差""记忆力被掏空"，这些症状是将抑郁患者推入无底深渊的无影黑手。

一串数字可以让我们更客观地认识抑郁症，

根据世界卫生组织的统计，全球有高达 3.5 亿人正深受抑郁症困扰，而中国就有超过 5 400 万人患有抑郁症。全球只有不足一半的患者（在一些国家中仅有不到 10% 的患者）接受了有效治疗，如此低的治疗率大部分原因是来自大众对抑郁症的偏见和认识不足。

一、为什么会得抑郁症？

抑郁症以显著而持久的心境低落为主要临

床特征，可表现为情绪低落、兴趣丧失、认知能力变差等，有些还伴有躯体的不适，包括头痛、头晕、睡眠障碍、食欲差等，症状持续 2 周及以上。偶尔的情绪低落并不能被认为患有抑郁症，确诊抑郁症需要到权威的医院进行评估和诊断。

对抑郁症的偏见造成了低治疗率的局面，主要来自两个方面：

● 他人：不明就里的人觉得抑郁症是精神病，戴着有色眼镜去看待需要帮助的患者，给患者带来伤害。

● 自己：在意外界对自己的看法，有深深的病耻感，掩饰自己内心的痛苦，疾病的无力感也阻碍了向外求助，排斥甚至拒绝用药。

2018 年 4 月 29 日，《中国城镇居民心理健康白皮书》发布，全国约 112 万城镇人口的心理健康数据发现：73.6% 的人处于心理亚健康状态，存在不同程度心理问题的人有 16.1%，心理健康的人仅为 10.3%。

每个人的人生中都会有不同程度的抑郁状态。事关每个人，所以我们需要用科学的观念撼动之前的偏见。

二、哪些是赶走抑郁症的科学方法？

幸运的是，我们生在一个信息发达、医药事业迅速发展的时代。通过千百年来的摸索，在经历了许多失败与艰辛，走过了很多弯路后，人

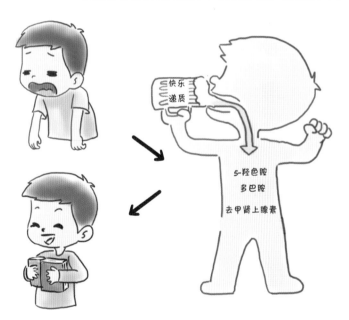

快乐
递质

5-羟色胺
多巴胺
去甲肾上腺素

们终于找到了运用"心理疏导＋药物治疗"驱除抑郁的科学方法，如果被确诊为抑郁症，可以求助专业人士进行心理疏导、药物治疗、物理治疗或者联合疗法，而药物是帮助抑郁症患者恢复健康的不错选择。

造成抑郁症的原因是复杂的，包括遗传因素、环境因素等。现代医学认为抑郁症的发病机制是存在生物学基础的，也就是我们发现了罹患抑郁症的原因是身体中缺乏"快乐递质"，即5-羟色胺、去甲肾上腺素、多巴胺等递质。抗抑郁药就是通过补充人体中的这些"快乐递质"来治疗抑郁症的，常用的抗抑郁药包括以下几类：

●补充5-羟色胺（选择性5-羟色胺再摄取抑制剂）类药物，代表药物为氟西汀、舍曲林、帕罗西汀、艾司西酞普兰等。

●补充5-羟色胺和去甲肾上腺素（5-羟色胺和去甲肾上腺素再摄取抑制剂）类药物，代表药物为文拉法辛、度洛西汀、阿米替林等。

●补充5-羟色胺和多巴胺（5-羟色胺和多巴胺再摄取抑制剂）类药物，代表药物为氟哌噻吨美利曲辛等。

●其他补充5-羟色胺（非选择性5-羟色

胺再摄取抑制剂）类药物，代表药物为米氮平、曲唑酮等。

科学发展到现在，为什么还有很多抑郁症患者得不到有效的治疗呢？有很大一部分原因是人们对抗抑郁药存在偏见。

1. 吃了抗抑郁药之后，我还是从前的我吗？

小小的白色药丸会让我们产生一丝恐惧感：这个小药片就可以控制我的人生吗？我已经失去自我了吧。从接受疾病到接受药物是一个过程，让我们失去自我的不是药物，而是疾病，药物是来帮助我们驱除疾病的。我们的认知、我们的思想仍然没有改变，药物只是帮助我们恢复到正常的认知和思维，你当然还是你。

2. 药物会成瘾吗？我是不是需要终生服药控制？

权威研究表明：轻度抑郁最好维持治疗6个月以上；中度抑郁维持9个月以上；重度抑郁维持15个月以上。长期用药的目的是保持大脑中的"快乐递质"浓度维持在正常水平，而治愈抑郁症的不二法则就是"长期服用，缓慢减量，遵医嘱调整药物品种"。抑郁症复发率很高，复发后治疗将更为困难，首次治疗必须彻底。发作一次的患者，再复发率为50%；发作两次，复发率为75%；三次发作，复发率几乎是100%。如果不想终生用药，就要在医生的指导下坚持用药。

3. 药物有很多不良反应，我有些坚持不下去了！

很多抑郁症患者中途停药是由于药物产生的不良反应使他们无法坚持，例如有些药物（如米氮平）会让人食欲大增，每天昏昏欲睡；有些药物（如氟哌噻吨美利曲辛片）会让人感觉口干难耐；有些药物（如氟西汀、舍曲林）会让人出现难受的胃肠道不适，甚至失眠。但是这些不良反应并不是100%的发生在每一个人身上，因此医生会按照每个人的反应来调整药物，所以大家千万不要放弃跟医生的沟通，专业的医生会帮你选择到疗效最好、不良反应最小的药物，只是需要给自己和他们一些时间。

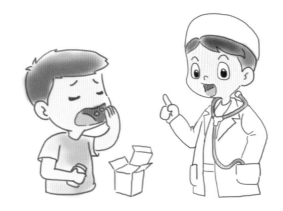

抑郁症虽然有时会咬住我们不放，但科学用药是我们手中赶走抑郁症最有利的棍棒，让我们携手去掉对抑郁症患者和治疗手段的污名化标签，使每一位抑郁症患者都能得到有效的治疗。抑郁症患者的世界是灰色的，就让科学用药化成一道光照亮他们的人生吧。

中南大学湘雅三医院：宋立莹

2.4

"知爱防艾"
才是真爱

掌握防艾知识尤为重要，预防是最好的"疫苗"，无"艾"的爱，才可以纯洁绽放。

一、艾滋病有哪些传播途径？

艾滋病的传播途径主要有性接触、血液和母婴，通过含有艾滋病病毒的血液和体液（精液/阴道分泌物等）传播。

性传播已经取代毒品注射和血液传播成为艾滋病传播的主要途径，妥妥地登上了榜首。

年轻的我们，为"爱"义无反顾，但谈"艾"色变，这种巨大的反差，都源于我们对"艾"的知之甚少。艾滋病又称获得性免疫缺陷综合征（AIDS），是由人类免疫缺陷病毒（HIV）引起的。HIV侵入人体后破坏人体免疫功能，引起组织器官损伤，造成各种机会性感染、肿瘤等，最后导致死亡。艾滋病防治的难点在于无法治愈、控制困难。目前，全世界还没有研制出彻底治愈艾滋病的药物，也没有预防的疫苗，在当前的医疗水平下，患者或感染者必须终身用药。因此，

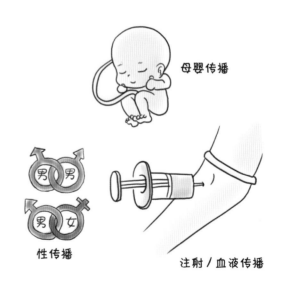

母婴传播

性传播

注射/血液传播

HIV 可通过无保护性行为（阴道交、口交、肛交）的方式在同性或异性之间传播，而青少年中艾滋病的主要传播方式为男性同性性行为。艾滋病还可以通过输入含有 HIV 的血液或血液制品，在非正规医疗机构拔牙、文身，与他人共用剃须刀、牙刷，由母亲通过妊娠、分娩和哺乳传染给孩子等方式传播。

脱离人体的艾滋病病毒十分脆弱，以下日常行为并不会被传染：①抚摸、礼节性接吻、拥抱、握手等礼节性接触；②与感染者共用碗筷、杯子等日常餐具；③使用公共设施，如厕所、游泳池、公共浴池、电话机、公共汽车等；④蚊子、苍蝇、蟑螂等昆虫叮咬。

二、不小心接触了艾滋病病毒该怎么办？艾滋病阻断药来了解一下

如果不幸发生高危行为，可以第一时间电话联系当地疾控中心或到当地传染病医院寻求帮助。医生会在进行专业评估后，推荐暴露后的预

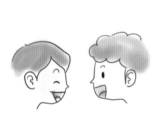
语言交流

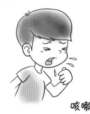
咳嗽

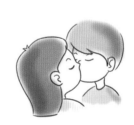
礼节性接吻

不传染

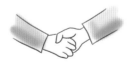
握手

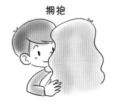
拥抱

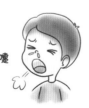
打喷嚏

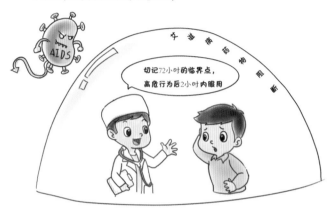

不小心接触了艾滋病病毒该怎么办？

切记72小时的临界点，高危行为后2小时内服用

制病毒复制，重建艾滋病患者的免疫功能。抗反转录病毒药物可分为六大类，不同种类的抗反转录病毒药物可作用于 HIV 生命周期的不同阶段。

抗反转录病毒药物

类型	通用名	名称缩写	常见不良反应
核苷类反转录酶抑制剂	替诺福韦	TDF	轻度至中度的胃肠道反应，例如腹泻、恶心、呕吐和胃肠胀气，还有头痛、头晕、疲劳、嗜睡等。不良反应的出现容易导致服药依从性的降低，但切不可自行停药
	恩曲他滨	FTC	
	拉米夫定	3TC	
蛋白酶抑制剂	洛匹那韦 / 利托那韦	LPV/r	
整合酶抑制剂	拉替拉韦	RAL	

防阻断用药，同时安排定期检测。时间就是生命，预防阻断艾滋病病毒的"事后药"在 2 小时内服用最佳，72 小时内和 HIV 赛跑，越早吃效果越好，阻断的成功率可达 99.5%。

阻断艾滋病病毒的"事后药"指同时服用三种或以上的抗反转录病毒药物，即高效抗反转录病毒治疗（俗称鸡尾酒疗法）。通过阻断 HIV 复制周期的多个环节而起作用，它由抗艾英雄何大一博士于 1996 年发明，是迄今为止最有效的艾滋病预防和治疗方法。

高效抗反转录病毒治疗的优点是可以减少单一用药产生的耐药，最大限度并尽可能长地抑

服药期间要遵从医生的指导，按时按量连续服用 28 天，如果漏服容易导致阻断失败，在治疗期间一定要避免再次发生高危行为。感染 HIV 有"事后药"，但不是"万能药"，频繁使用会造成耐药，如果将来不幸感染艾滋病，会对治疗造成很大的影响。

三、如果担心自己的状况，该怎么检测呢？

主动检测是排除忧虑不安的最好方式。自

我检测的途径有很多，但最靠谱的还是前往疾控中心或医院进行专业检测。高危行为后，不是马上就能检测出是否感染艾滋病病毒。检测的适宜时间为发生高危行为3周后及早进行，如果检测为阴性，在发生高危行为12周后再进行一次检测。一般情况下，如果12周之内没有再发生高危行为，也没有检测到抗体，则可排除艾滋病感染，可以不用再担心了。

四、我们该如何远离艾滋病？

√ 洁身自爱，避免和减少不安全性行为。

√ 艾滋病病毒感染者在发病前外表与正常人无异，决不能从一个人的外表是否健康来判断其是否感染了艾滋病。坚持在每次发生性行为时，全程、正确地使用避孕套，可以减少感染艾滋病、性病的危险。

√ 远离毒品，不与他人共用注射器；使用新型合成毒品、醉酒等行为，会间接地增大艾滋病传染的风险。

√ 如果担心自己或他人有可能感染了艾滋病，一定要及早、主动去寻求检测。国家提供免费抗病毒治疗，切勿讳疾忌医。

艾滋病目前仍是最被"妖魔化"的疾病之一。其实只要早发现、早治疗，并坚持治疗，艾滋病感染者免疫功能恢复并保持正常水平的可能性很大，不仅可以和正常人一样生活、工作，而且预期寿命接近正常人。请让我们用温暖与鼓励，一起帮助艾滋病感染者重塑人生。

中山大学孙逸仙纪念医院：陈广惠

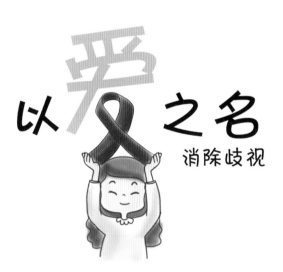

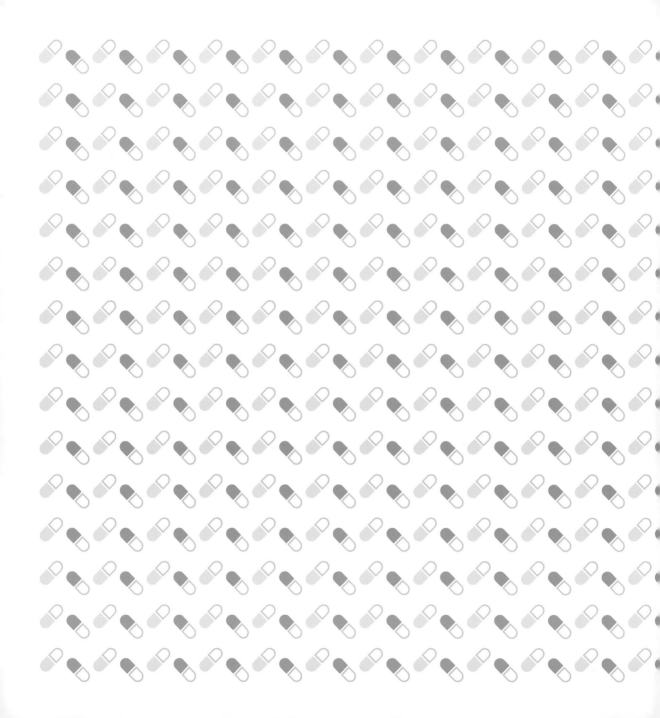

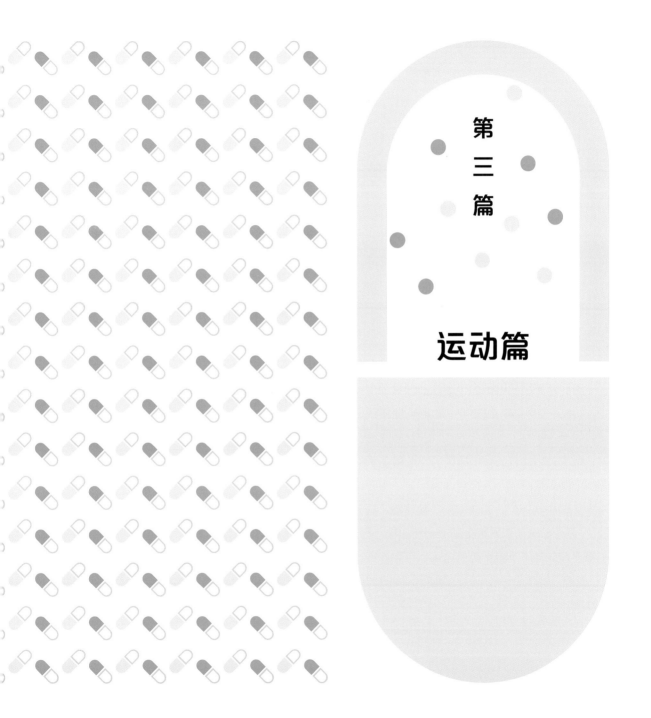

第
三
篇

运动篇

3.1

吃减肥药，你可得当心

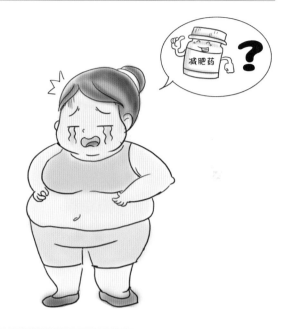

青少年肥胖已经成为全球性的公共卫生问题，1985—2014 年全国学生体质与健康调研资料显示，我国 7～18 岁学龄儿童超重和肥胖率分别从 2.1% 和 0.5% 增加至 12.2% 和 7.3%，超重肥胖人数由 615 万增至 3 496 万。很多以瘦为美的小伙伴们，无法做到"管住嘴、迈开腿"，梦想着躺在家里就能瘦成一道闪电，于是不择手段，动了吃减肥药的念头。可是你得当心，减肥药减的有可能不只是脂肪，还可能是你的健康。

一、青少年肥胖的标准是什么？

根据我国卫生管理部门发布的《学龄儿童青少年超重与肥胖筛查》，肥胖被定义为由多种因素引起，因能量摄入超过能量消耗，导致脂肪积累过多，危害健康的一种慢性代谢性疾病，可以用体重指数（BMI）来判断是否肥胖或者超重。其计算公式如下：

BMI= 体重 / （身高 × 身高），单位:（kg/m^2）

根据上面的公式计算出体重指数后，可以对照下表查一查是否超重。

青少年 BMI 筛查超重与肥胖范围

年龄 / 岁	男生		女生	
	超重	肥胖	超重	肥胖
12	20.7	24.1	21.5	23.9
13	21.4	25.2	22.2	25.0
14	22.3	26.1	22.8	25.9
15	22.9	26.6	23.2	26.6
16	23.3	27.1	23.6	27.1
17	23.7	27.6	23.8	27.6

二、哪些肥胖才需要吃药？

导致肥胖的原因很多，其中最主要的是：从食物中摄取的热量过多，而平时缺少运动，消耗过少，简单地说，就是吃胖的。这类人群如果没有糖尿病、高血脂及高血压等并发症，可以通过控制饮食以及配合运动来控制体重。

青春期的肥胖，除了个别是由于生病、精神因素而导致的，大多数也属于饮食结构不合理，或者运动量不够而造成的肥胖。通过调整饮食结构，同时增加体育锻炼，增加活动量，可以达到健康减肥的目的。

● **想身材健美，要这么吃：** 主食、肉食以及蔬菜要合理搭配，主食不能光吃细粮，粗细粮要兼顾；肉食、蔬菜要均匀搭配，不可暴饮暴食，天天大鱼大肉。并且要少吃甜食，多吃新鲜蔬菜、水果以及含纤维素丰富的食物，如南瓜、菜花、笋干等。

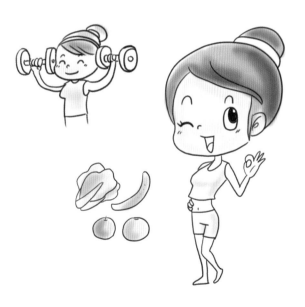

● **想身材健美，要这么做：**在摄入了足够的营养和热量后，要加强运动，以促进骨骼和肌肉的正常发育。还有，别忘了保持良好的心情，每天一个笑脸，这样有助于保持健康的身材。

需要强调的是：年龄＜16岁，只是超重的青少年一般不需要使用减肥药。如果有并发症，需要在医生的指导下确定是否用药。

三、市场上所谓的"减肥药"安全吗？

目前我国唯一批准上市的 OTC 减肥药只有一种，叫做奥利司他。它其实是一种胃肠道脂肪酶抑制剂，让失活的酶不能将食物中的脂肪（主要是甘油三酯）水解为可被人体吸收的游离脂肪酸和单酰基甘油。未消化的甘油三酯不能被身体吸收，以此来减少热量摄入，控制体重。

所以市场上所谓的"减肥药"，其实应该属于"减肥保健品"，主要通过导泻、利尿、控制食欲、抑制营养吸收等作用来达到减重的目的，而且一旦停药，很容易出现反弹。而且很多减肥保健品都存在广告夸大宣传的问题，还有很多产品会引起头痛、头晕、恶心、拉肚子等不良反应。长期服用减肥保健品会带来更大的危害，比如有的人吃后身体产生耐受，减肥不成功，反而吃上瘾。目前市场上售卖的左旋肉碱、酵素、辣椒碱等这些所谓的"网红减肥药"，都不推荐用于青少年减肥。因为有些产品甚至含有违禁药品，比如西布曲明，含有该成分的药品在 2010 年起已经被我国列为禁药，服用这种"减肥药"有严重的副作用。

所以要注意："减肥药"不能随便吃，小心要命。

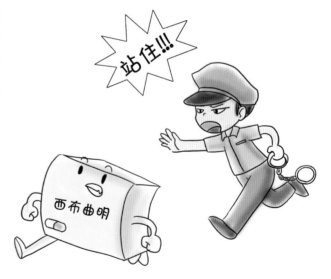

四、如何正确使用正规减肥药?

青少年肥胖在饮食调节、体能锻炼等调控下，体重仍继续增加或者并发症（如高血压、高血脂、糖尿病等）没有改善时，经专业医生诊断后才能使用药物治疗。治疗肥胖的药物主要包括减少热量吸收的药物、促进热量消耗的药物，以及阻止脂肪吸收和形成的药物。**目前美国 FDA 批准的可用于青少年肥胖的有两种药品，即奥利司他和芬特明，且有严格的年龄限制**。奥利司他是我国唯一批准的减肥药，不过遗憾的是，该药在我国目前没有批准用于 18 岁以下的青少年儿童。

● **奥利司他：**被 FDA 批准用于治疗年龄 ≥12 岁的青少年肥胖症。因其可以阻断人体对食物中脂肪的吸收，减少热量摄入而起到减肥的作用。该药在吃饭时服用，服用时需补充多种维生素。需要注意的是：奥利司他会引起大便排出油脂以及皮肤表面排出油脂、大便次数增多、肚子不舒服、胃肠胀气等，甚至严重的肝损害。

● **芬特明：**被 FDA 批准可以短期（≤12 周）用于 16 岁以上的人群。其可以抑制食欲，每天早晨餐前半小时或者餐后 1～2 小时服用。需要注意的是：芬特明可导致血压升高和心率加快，还有头痛、失眠、腹泻等不良反应。

其他"减肥药"大多属于超适应证用药（如二甲双胍、艾塞那肽等），不推荐使用。

需要强调的是：使用任何减肥药都需经药师和医生的指导，不可自行购买和服用。

医学界普遍认为，迄今为止，世界上尚没有发现一种既能有效减肥又对人体没有任何不良反应的药物，因此，如果单单是为了美丽而想瘦身减肥，最好在专业减肥医生的治疗和指导下采用"控制饮食 + 合理运动"的健康方式减肥。在以瘦为美的社会背景下，要有良好的心理认知，不要过分追求苗条。如果确实患有危害健康的肥胖症需服用减肥药时，应在医生的指导下使用，这样才安全、有效。

福建医科大学孟超肝胆医院：黄德福、赖延锦

3.2

伤口消毒用药指南送给你

青少年儿童的身体正处于生长发育的关键时期，体内新陈代谢旺盛，身体各组织器官的结构、功能，以及智力、心理的发育都具有很大的潜力和可塑性。运动能力的培养对促进青少年儿童身体健康发育和整体机能的协调发展有着重要的意义。但是在运动中免不了磕磕碰碰，皮肤受伤破损不可避免，除此之外，生活中很多"小意外"也是防不胜防，如倒开水溅到身上意外烫伤等。此时，如果消毒处理不当，可能会留下疤痕，甚至导致全身感染、破伤风等严重后果。消毒药水种类繁多，我们该如何选？这份伤口消毒用药指南请查收。

一、常用伤口消毒药水有哪些？

1. 碘伏 兼顾安全性和有效性，是家用伤口消毒药水的首选，居家旅行必备，可用于小面积皮肤、小面积轻度烧烫伤、黏膜创口等的消毒。但禁用于对碘过敏的患者，且不可长期使用，不然会引起色素沉着、皮肤粗糙等，甚至还会引起甲状腺疾病！

2. 碘酊 又称碘酒，名字和碘伏相似，但却不是同一种物质，应用范围也不同。碘酊的主要成分是碘和碘化钾，它消毒力度最强，多用于头皮创口周围的消毒，具有强烈的刺激性和腐蚀性，不能用于皮肤黏膜（如口腔、眼睛、会阴等部位的皮肤）、破损的皮肤和碘酊过敏者，更不能大面积使用，以免碘中毒。需要强调的是，日常使用碘酊消毒皮肤后，需要用 75% 的酒精进行脱碘，不然皮肤会被烧伤。

3. 医用酒精 即浓度为 75% 的酒精，消毒力度不强，容易挥发，效果不持久，还会引起强烈的疼痛感，因此不能直接涂搽伤口，一般用于伤口周围皮肤的消毒。

4. 过氧化氢溶液 又称双氧水，性质不稳定，需现配现用。需要注意双氧水的使用浓度不得高于3%，否则会引起局部皮肤烧伤。双氧水局部涂抹冲洗后能产生气泡，有利于清除脓液、血块及坏死组织，常用于化脓性外耳道炎和中耳炎、口腔炎、齿龈脓漏、扁桃体炎及清洁伤口。

以前被我们所熟知的红药水、紫药水目前已经退出市场，如果家里还有这两种消毒药水，就不要再用了。红药水又叫红汞，是汞和溴的复合物。汞为重金属，长期使用会对人体产生毒

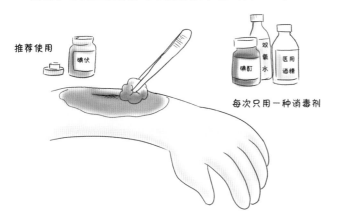

推荐使用
碘伏
双氧水 碘酊 医用酒精
每次只用一种消毒剂

性。而紫药水中则含有导致基因突变和染色体断裂的致癌成分，也不建议使用。

需要强调的是：伤口消毒，每次只能用一种消毒剂，不要混用，以免消毒剂间相互作用影响消毒效果或产生毒性损伤皮肤。

二、家里备用消毒药水，应注意什么？

不同的消毒药水使用方法不同，使用有效期也不同。原装塑料瓶装碘伏消毒液开启后应立刻密封，可避免来自空气的污染。蘸取碘伏消毒液的纸塑包装棉签开启后使用期限为24小时。如果厂家说明书没有明确说明，开启后使用效期有两种情况，第一种情况是用消毒棉签直接插入瓶内蘸取使用的消毒液和消毒药水，在开封7天后便不可再使用，以免影响消毒效果。需要注意的是：一次性使用棉签蘸取消毒液，用过的棉签不能再次放到消毒液瓶子里，以免污染消毒液。第二种情况是倒出使用的碘酊、酒精、碘伏等消毒药水，开启后使用效期是1个月。

此外，消毒药水的保存条件同样重要。酒精容易挥发；双氧水可分解成氧气和水，在阳光

下可加速此化学反应的速率；碘伏中的单质碘容易发生还原反应。因此，消毒药水应尽量密封，放在阴凉干燥处保存。

三、受伤后，如何进行伤口的消毒？

如果是轻微碰撞伤，皮肤完好无破损、没有流血，可立即用毛巾包冰块冷敷，可以收缩血管、缓解疼痛，无须使用消毒药水。

跌倒引起的擦伤，如果伤口浅、面积小、伤口污染物少，可以自行处理，用纯净水冲洗后，擦拭碘伏消毒。轻度的皮肤擦伤、撞伤、刀伤在消毒处理后均建议用无菌纱布包扎，纱布比较薄，既透气又吸汗，还能阻挡外界的脏东西，有利于伤口的结痂和愈合。

近年来出现的液体创可贴，比传统创可贴更薄，还防水，受到青少年的青睐。但要注意了，液体创可贴"换汤不换药"，跟传统的创可贴一样，只适用于轻微割伤或划伤的小伤口。这种小伤口的特点是：出血少、伤口小而干净、伤得比较浅。深部伤口需要到医院做缝合等处理，应及时就医。

使用创可贴前一定要把伤口清理干净，还要注意创可贴不透气，应该每天更换。如果一直不换或者贴得太紧，伤口反倒恢复得慢，甚至会

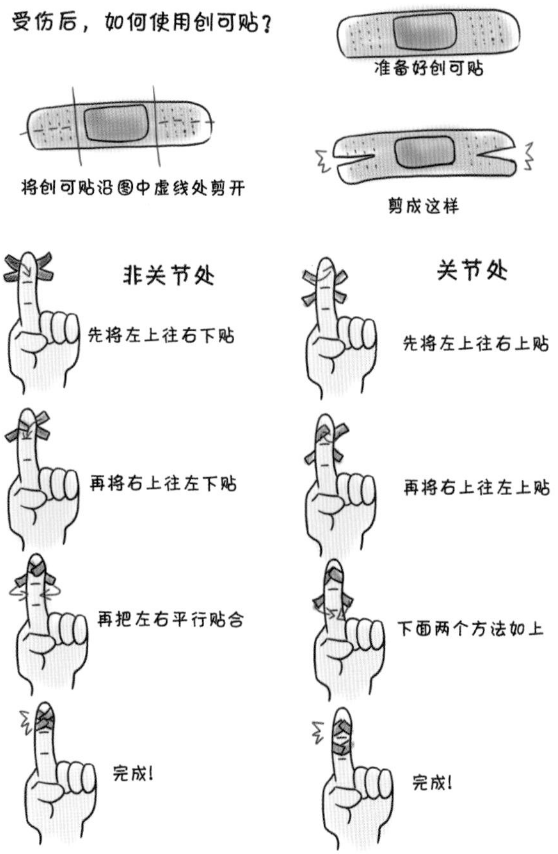

受伤后，如何使用创可贴？

准备好创可贴

将创可贴沿图中虚线处剪开

剪成这样

非关节处

先将左上往右下贴

再将右上往左下贴

再把左右平行贴合

完成！

关节处

先将左上往右上贴

再将右上往左上贴

下面两个方法如上

完成！

造成感染!

有明显出血的，由玻璃、钉子、木刺等锐器导致的刺伤、裂伤和割伤，伤口即使再小，如果伤口比较深，建议还是到医院处理，必要时需注射防破伤风针剂。

伤口一般处理步骤为：

双氧水冲洗伤口→无菌生理盐水冲洗伤口（如果没有也可以用干净的纯净水代替）→碘伏消毒伤口→无菌纱布包扎→前往医院注射破伤风抗毒素或者破伤风免疫球蛋白，并做进一步处理。

四、意外烫伤该如何处理？

烫伤后一定要尽快进行"冷疗"处理，使用常温流动的自来水持续冲洗 30 分钟以上，直到痛觉消失。冷水冲洗的目的是减轻烫伤深度、止痛、减少渗出和肿胀，从而避免或减少水疱形成。如果身体有些部位不方便冲洗，比如面部、脖子、躯干，这种情况可以使用浸泡代替，浸泡水温最好是 10～20℃，不能低于 8℃，以免发生冻伤。可以每过几分钟调节一下温度，往盆里加冰块或者冷水。如果无法浸泡，可考虑用冷毛巾湿敷、冷敷，冷毛巾需要经常更换，以保证比较低的温度。尽量不要使用冰敷，因为冰块的温度太低，冰敷会使局部感觉麻木，血管剧烈收缩，可能会引起冻伤。

烫伤"冷疗"处理后的皮肤消毒需要注意，不要使用牙膏、酱油、盐等生活用品涂抹，也不要使用红药水、紫药水等消毒，而应使用不含酒精的碘伏进行消毒。不用酒精消毒，是因为酒精会刺激皮肤黏膜，加重伤势。

烫伤还要注意，如果出现水疱，不要挑破水疱，以免增加感染机会。如果水疱皮已脱落，不要用纱布或创可贴直接接触创面，会引起疼痛。如果是严重烫伤，需要到医院进行上药和包扎处理。通常是用碘伏消毒后，评估烫伤程度，用磺胺嘧啶银霜消炎，用重组牛碱性成纤维细胞生长因子凝胶促进伤口修复愈合，并用油性纱布进行包扎。因使用油性纱布既可防止普通纱布粘连伤口，又可起到防止伤口污染的作用。

中山大学孙逸仙纪念医院：刘春霞

3.3

运动损伤防治锦囊，请收好

体育运动有利于人体骨骼、肌肉的生长，可增强心肺功能，改善血液循环系统、呼吸系统、消化系统的功能状况，有利于人体的生长发育，提高抗病能力，增强机体的适应能力。然而，运动性损伤要引起我们的注意，因为青少年的运动损伤与成人不完全相同，青少年身体发育不成熟，若不注意科学运动，运动损伤不仅会影响生长发育，还可能会带来成年后一系列的健康困扰。

一、避免运动损伤首要原则：运动要科学适量

青少年儿童长骨两端都有骨骺，这些骨骺随着年龄增长，慢慢生长并骨化，个子才会长高。青少年时期，如果剧烈活动超过一定限度，因为反复牵拉，可导致局部组织的劳损，发生慢性炎症，甚至影响生长。比如青少年喜爱的足球和篮球等剧烈运动，如果局部训练过度则容易造成骨骺损伤，轻者可出现发炎疼痛肿胀，重者会造成骺板软骨损伤而导致停止长高。而且骨骺损伤可以造成肢体的畸形或两侧肢体不等长等后果，关节的过度使用有时也会提前出现骨关节炎，导致关节的肿胀、疼痛等症状，甚至影响日常的活动。

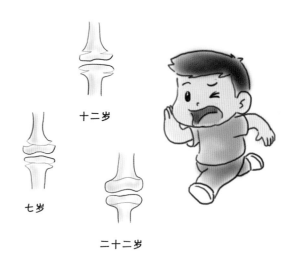

十二岁

七岁

二十二岁

因此，我们在做任何运动之前必须充分热身，运动过程中要量力而行，在老师或教练的指导下进行运动，切忌在没有长期锻炼的情况下进行大运动量的运动，在没有任何保护的情况下做危险的动作。锻炼之后要充分拉伸肌肉，平时摄入足够的能量以及营养为肌肉供能。

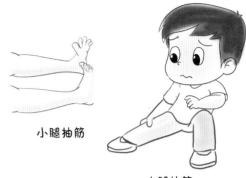

小腿抽筋

大腿抽筋

二、运动损伤发生了如何处理？

1. 判断伤情

首先，我们要冷静下来，不要慌张。如果在比赛中受伤，自己或队友要第一时间示意裁判暂停比赛；如果在训练中受伤，则应立即向教练或体育老师示意。接着，我们要判断受伤位置和出血情况。如果是伤到了头或者脊柱，应向旁人说明受伤部位，不要擅自改变自己的体位，以免造成二次伤害。如果发现伤口破裂出血，要保持冷静，观察血液流出的速度以及出血量。如果血液流出速度快且出血量大，要立即抬高受伤部位，并且按压伤口或附近的动脉，以减少出血量，并及时拨打 120 和向大人寻求帮助。如果伤口没有破裂，但是皮下有淤青并伴有难以忍受

的疼痛以及关节活动受限，应减少受伤部位的活动，及时前往医院确认是否发生骨折。

2. 损伤处理

（1）**抽筋**：总原则是拉长抽筋的肌肉。如果是小腿抽筋，伸直小腿，翘起脚背。也可平躺，请人抬起患肢，小腿伸直，向下压脚掌。如果是大腿抽筋，下蹲拉长大腿肌肉，如果下蹲困难可以请人帮忙辅助下蹲或弯曲小腿。

（2）**扭伤**：扭伤急性期的处理总原则是PRICE，即保护（protection）、休息（rest）、冰敷（ice）、压迫（compression）、抬高（elevation）。受伤之后抬高患肢，用绷带加压包扎受伤部位减轻肿胀的发生，每隔一至两小时松开绷带 15 分钟，以免患处血液供应不足，损

伤发生后的 24 小时内每隔两小时冰敷患处 10 分钟（及时观察患处皮肤的颜色，以免冻伤）。受伤发生后的一天到两天内，暂停一切体育活动，避免患处承重。

（3）拉伤：急性期处理原则与扭伤一致。

三、常备运动损伤药品有哪些?

在排除了比较严重的运动损伤后，我们可以根据损伤情况来选择使用一些药物，下面列举了几类常备运动损伤药，供同学们参考。

1. 中成药　在治疗运动损伤方面，中成药大多起祛风除湿、活血祛瘀、通络止痛作用，可帮助肢体、筋骨、关节恢复运动功能。我们可以根据运动损伤后的临床表现来选择用药。

（1）急性软组织扭挫伤：如肌肉拉伤、韧带拉伤等，可在上述扭伤常规处理后，选用具有活血散瘀、消肿止痛作用的膏药，如伤痛宁膏、狗皮膏或奇正消痛贴膏贴于患处。

（2）关节扭伤：可选用具有止痛、消肿、散瘀作用的红花油涂患处，一日 4～6 次。

上述药品，如有皮肤破损或过敏则不能使用。且此类药物一般于运动损伤 24～48 小时后使用，急性期不宜立即使用，以免加重创伤出血。

（3）皮肤破损，外伤出血：用药前用清水或生理盐水等清洁创面，再用云南白药酊剂、气雾剂等直接喷洒于伤处，以达到止血效果。也可同时内服云南白药，6～12 岁青少年，0.125～0.25g/ 次，一日 4 次。该药盒内装有保险子，凡遇较重的运动性损伤，可先用黄酒送服 1 粒，但轻症及其他病症不可服用。在服药期间，忌食蚕豆、鱼类、辛辣、酸冷等刺激性食物。需提醒的是，运动员慎用此药，以免尿检不达标。如用药三天后肿痛仍明显或有加重趋势，须告知父母或老师，及时到医院进一步就诊。

2. 西药

（1）常用伤口消毒药：详见"3.2 伤口消毒用药指南送给你"。

（2）非甾体抗炎药：目前常用的有双氯芬酸钠、酮洛芬、布洛芬等，这些药有口服剂、喷剂、乳胶剂等几种常用剂型。可用于缓解肌肉、软组织和关节的扭伤、拉伤等。对于肌肉骨骼损伤，非甾体抗炎药外用与口服镇痛药效果相当，如仅有局部轻至中度疼痛，可优先选择外用剂型，尽量避免口服。

适用于青少年的非甾体抗炎药

分类	代表药物	适应证	用法及注意事项
常用外用非甾体抗炎药	双氯芬酸二乙胺乳胶剂（扶他林）	用于缓解肌肉、软组织和关节的轻至中度疼痛及运动后损伤性疼痛	外用，按疼痛面积大小使用3～5cm该药品轻揉患处，一日3～4次。注意：12岁以下用量宜减少；使用期间避免日晒
	酮洛芬凝胶（法斯通）	用于各种骨骼肌损伤的急慢性软组织扭伤、挫伤等	外用，按疼痛面积大小使用该药品适量轻揉患处，一日1～2次。注意：活动性消化道溃疡禁用；使用期间避免日晒
	布洛芬乳膏（芬必得）	用于缓解局部软组织疼痛及扭伤、拉伤、劳损引起的疼痛	外用，按疼痛面积大小使用该药品适量轻揉患处，一日3～4次。注意：12岁以下儿童不得使用；禁用于严重肝肾功能不全患者
常用口服非甾体抗炎药	布洛芬咀嚼片（芬必得）	用于缓解轻至中度疼痛，如关节痛、肌肉痛、神经痛等	12岁以下按需给予5～10mg/kg口服，每6～8小时一次，每日最多4剂；12岁以上按需给予200～400mg/kg口服，每4～6小时一次，最大剂量为1200mg/d
	吲哚美辛	用于关节炎，可缓解疼痛和肿胀，软组织损伤和炎症等	一日按体重1.5～2.5mg/kg，分3～4次，待有效后减到最低量。不良反应多，可影响心功能和肝肾功能，可使出血时间延长，14岁以下一般不宜应用此药

运动员应避免使用影响运动成绩的药品，如云南白药、治伤消瘀丸、外用跌打止痛膏、麝香跌打风湿膏等；女生在经期宜减少活血药品用量；因女生皮肤较嫩，对膏药和活血较强烈的外用药比较敏感，长期大量使用容易造成皮肤损伤，故使用时间和用量宜适当缩减；使用时应避免接触眼睛和其他黏膜（如口、鼻等）；非甾体抗炎药有部分人使用后会出现胃肠道、心血管等不良反应，有胃肠道及心血管疾病史者慎用。

福建医科大学孟超肝胆医院：陈少尉

3.4

不能呼吸的哮喘，如何用药控制？

关于哮喘，相信青少年们并不陌生，我们从电视剧的镜头或者书籍中的描述可以大概知道哮喘的表现主要是呼吸困难和咳嗽，患者也常用"溺水"般的感觉来形容哮喘的症状。哮喘发病时有时候比较缓和，有时候比较急切。有些人情况比较好，可能只是轻微的咳嗽，但是对于比较严重的人来说，哮喘是相当危险的，有时候可能会危及生命。如果不幸患上了哮喘，还可以自在地和小伙伴们一起在操场上驰骋吗？想要征服一个事物，首先得对它很了解，知己知彼才能"百战百胜"，下面就让我们一起来揭开哮喘的面纱，建立科学的疾病观和用药观吧。

一、哮喘是怎么找上你的？

哮喘，全名叫做支气管哮喘，是以慢性气道炎症为特征的呼吸道疾病。平时，很多哮喘患者遇到过敏原（如花粉、粉尘、毛发等）就会出现胸闷、气促、喘息，甚至有传说中的"鬼掐喉"的感觉。

哮喘的罪魁祸首就是"炎症"这个怪兽。人体的"外交官大人"气管要长期与外界各种势力打交道，而打交道的过程当中不仅会接触到朋友（新鲜的空气），同时也不可避免地会碰到敌人，如细菌、病毒还有过敏原（花粉、室尘、皮毛、刺激性气味）等，当细菌、病毒、过敏原等侵入气管时，常人的免疫细胞不会跟它们一般见识，但哮喘患者的免疫细胞可不会置之不理，它会拉开架势和"敌人"死拼到底。在这个战斗的过程中就会产生炎症反应，使气管变得"肿胀"，此时无论你对外面的新鲜空气多么渴求，使出浑身解数大口吸气，可空气依然难以被吸到肺里

青少年用药必知

青少年成长不烦恼

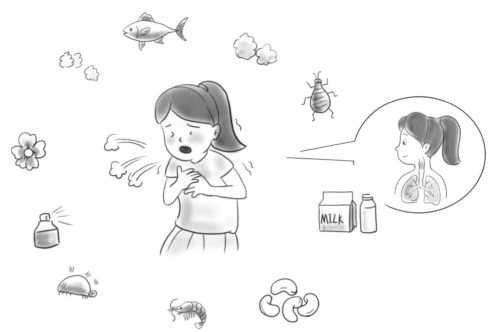

来，这
个时候就
会出现胸闷、
喘息等症状，同
时这种状态也是最危险的，容
易导致窒息。

除了过敏性哮喘外，运动诱发的哮喘也好发于青少年，患者一般在剧烈运动几分钟时开始出现胸闷、喘息、咳嗽，呼吸困难，运动停止后 5～10 分钟症状达到高峰，一般 30～60 分钟可自行缓解。仅有少数患者可能持续较久并需要药物治疗。

二、防治哮喘，该怎么做？

茫茫人海，为什么有些人会得哮喘？这是因为哮喘的发生受遗传和环境两方面因素影响。①**遗传因素：** 如果父母有哮喘病史，孩子患哮喘的机会就会增加。②**环境因素：** 除了接触过敏原外还有其他很多因素，如呼吸道感染、情绪波动、剧烈运动等均会诱发疾病发作。下面我们就从治疗哮喘的药物以及平时如何预防哮喘这两个方面来向大家介绍哮喘的相关知识。

1. 治疗哮喘的药物

目前治疗哮喘的药物分为两大类，一类是快速缓解药（主要是快速舒张支气管的药物，简称支气管舒张剂），临时应用于哮喘的急性发作；一类是控制药物（吸入性糖皮质激素，简称激素），每天必须应用。所以我们平时一定要规范使用控制药，随身携带缓解药。

适合情况	药物名称	注意事项
急性发作时的缓解药物（如运动、感染、接触过敏原）	沙丁胺醇气雾剂	按需使用，每日不能超过 8 喷，如果超量则说明平时控制不佳或者环境中有诱发哮喘的因素，需要去除过敏原，同时到医院就诊重新评估制订新的治疗方案
常用控制哮喘的药物	布地奈德粉吸入剂	
	布地奈德福莫特罗粉吸入剂	遵医嘱使用，应长期使用，掌握正确的吸入方法，吸毕后漱口
	噻托溴铵粉吸入剂	
	孟鲁斯特片	建议晚上睡前服用，坚持用药

需要注意的是：以上药物均需要在医生或者临床药师的指导下用药，擅自停药和用药会增加哮喘发作的风险。

沙丁胺醇气雾剂（万托林）的使用方法

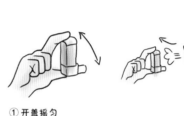

① 开盖摇匀

② 尽量呼气

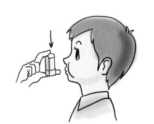

③ 将喷嘴放入口内

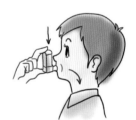

④ 用力按下并深吸气

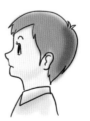

⑤ 屏息 10 秒钟

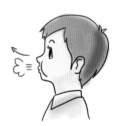

⑥ 慢慢呼气

2. 重视预防

青少年时期是人生中最美好的阶段，为了让疾病远离我们的生活，我们在平时要把预防工作放在首位。预防哮喘首先要保持个人卫生和注意空气清新，远离一切致敏原，其次要做到及时添加衣物注意保暖，做好心理及情绪的调整，最后要适量运动和注重饮食保持身体健康。

三、对鼓吹不含激素的"灵丹妙药"，坚决说不

1. 自行减停药物危害大

一些家长担心激素的副作用，拒绝使用或者不按规范剂量和疗程使用吸入性糖皮质激素，事实上与哮喘带来的风险和肺功能损伤相比，吸入性糖皮质激素对身体影响作用很小。还有一些家长觉得孩子哮喘症状控制得很好，就不按照医生的医嘱定期复诊评估，自行减药或者停药，但自行减停药物可能导致哮喘急性发作危及生命。

2. 哮喘在什么情况下可以停药？

哮喘患者是否可以减停药物，一定要通过医生的评判，每1~3个月复诊进行疗效评估。如果哮喘得到控制，且肺功能保持稳定至少3个月，治疗方案可根据具体情况考虑降级，直到维持哮喘控制的最小剂量。如果使用最低剂量的控制药物（比如吸入性糖皮质激素）达到哮喘控制1年，并且哮喘症状没有再发作，这时可以考虑停用药物治疗。但停药后仍然需要重视复诊和做好预防，避免在气候变化、呼吸道感染、旅行等情况下停药。

3. 哮喘能够治愈吗？

哮喘一般不能完全根治，但可以有效控制和预防。因为哮喘是一种过敏性体质疾病，体内对过敏原产生的记忆一般不会无缘无故地消失，所以，哮喘理论上是不能完全根治的。大家千万别相信各种所谓不含激素"根治哮喘"的秘方、偏方、新方的小广告，哮喘是可能危及生命的疾病，胡乱尝试所谓的"偏方"是有代价的。

中南大学湘雅三医院：宋立莹

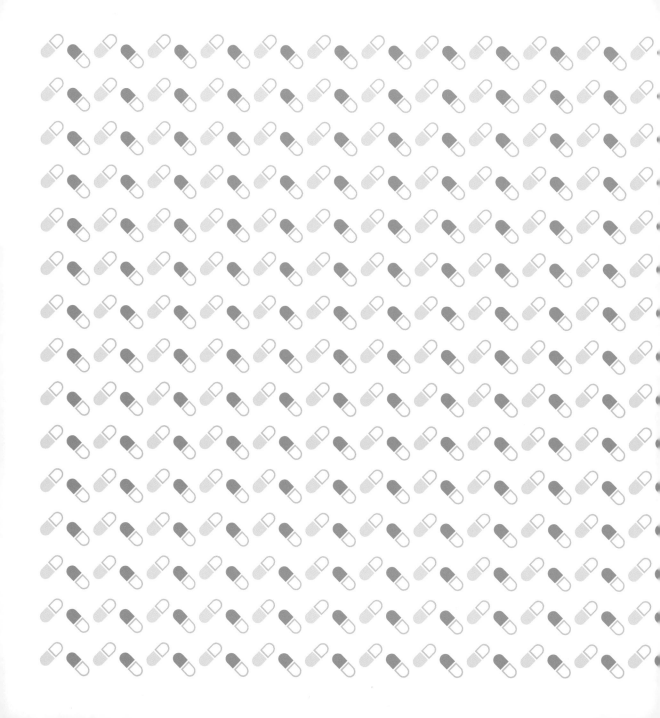

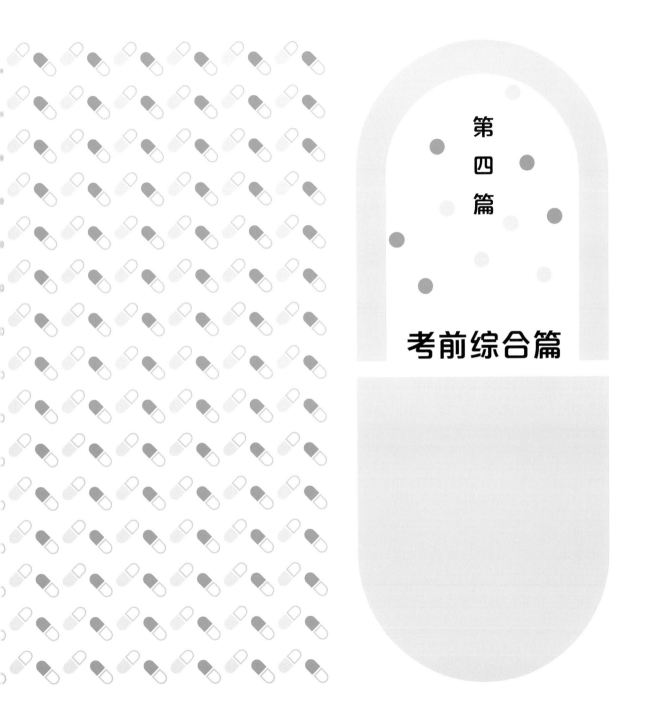

第
四
篇

考前综合篇

4.1

支招考前便秘、腹泻

题，很可能会对孩子造成一定的心理负担，甚至因为考试失利影响他以后的人生走向。这种情况该怎么办呢？

一、识别真假便秘和腹泻

便秘是指排便频率减少，一周内大便次数少于 3 次，或者 2~3 天才大便 1 次，粪便量少且干结，大便多呈干硬的大段或大块状，或者看起来就像是一颗颗的小豆子，通常伴有排便

有的孩子考前就便秘，只进不出很痛苦；还有的孩子一遇到考试就肚子疼，总要上厕所。这种情况有时候会被误认为是饮食出了问题，其实真正的原因可能并非如此，这种腹泻、便秘很可能和人的"心理因素"有关。平时正常饮食，也没吃不干净的东西，可一考试就会发生腹痛、腹胀、腹泻或便秘，尤其是在情绪紧张和焦虑的时候，那就很可能是患上了一种名为"肠易激综合征"的疾病。能影响成绩的都不是小事，如果不能及时解决便秘和腹泻的问

布里斯托大便分类法

1.坚果状便便		硬邦邦的小块状，像兔子的便便	便秘
2.干硬状便便		质地较硬，多个小块黏着在一起，呈香肠状	
3.有褶皱的便便		表面布满裂痕，呈香肠状	
4.香蕉状便便		质地较软，表面光滑，呈香肠状	正常
5.软便便		质地柔软的半固体，小块的边缘呈不平滑状	
6.略有形状的便便		无固定外形的粥状	
7.水状的便便		水状，完全是不含固态物的液体	腹泻

困难、排便不尽感。但如果一直是 2~3 天大便1次，且大便不干也不硬，形状就像香蕉一样，排便的过程不费力，这种情况就不是便秘。

而腹泻是指排便的次数明显超过平日习惯的频率，或大便呈稀水状，通常伴有排便的急迫感以及腹部不适或失禁等症状。但如果一直是每日排便 2～3 次，且粪便成形，这种情况就不是腹泻。

二、考前便秘、腹泻该怎么办？

考前有此困扰者需剔除得病的"内忧"和"外患"："内忧"即心理压力因素，"外患"即饮食因素等。

1. **放松心情** 肠易激与心理因素有很大的关系，如学习过度疲劳、精神太紧张容易引起。所以我们必须学会自己减压，保持轻松的心态，并保证充足的睡眠，少让自己处于疲劳状态，从而缓解肠易激症状。若仍无法缓解，有条件者可看心理医生。

2. **注意饮食** 对于常便秘的孩子，饮食需增加摄入膳食纤维（含膳食纤维较多的食物包括麦麸、燕麦、玉米、大豆、水果、蔬菜、果胶等），而且还要喝足够多的水，不然纤维素"阻肠"，会让便秘更严重。对于腹泻的孩子，需避免吃让自己肠胃不适的食物，如辛辣刺激、生冷、油炸、烧烤类食物等。有的孩子一喝牛奶就腹泻，可以改喝酸奶，或配着其他食物一起吃，不要空腹喝牛奶。

3. **动一动** 平时缺乏运动，造成胃肠蠕动功能减弱，就会出现便秘。运动能刺激肠道蠕动，你动肠也动。可以每天坚持散步、做体操或者用双手按摩腹部肌肉几次来改善便秘。

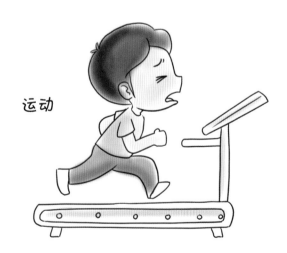

运动

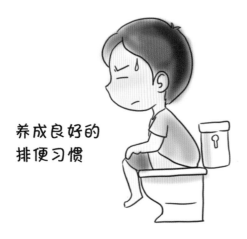

养成良好的
排便习惯

4. 养成一个良好的排便习惯　一忙起来就忘记排便也是导致便秘的原因之一。尝试养成每天排便一次的习惯，无便意也可以培养一下，以形成条件反射。清早起床第一句，先给自己打个气，就算今天无便意，也要试试坐便器！

三、治疗功能性便秘／腹泻用对药

很多家长一听到药物治疗就开始害怕，担心孩子吃药排便会产生依赖性。其实药物治疗并不是简单粗暴地使用泻药，而是根据便秘的不同程度来选择不同的药物，最终完成排便。面对腹泻的问题，注意不要滥用抗生素、盲目止泻等，需根据病因进行针对性治疗。

药物类型	代表药物	特点及注意事项
容积性通便药	欧车前亲水胶散剂、小麦纤维素颗粒	适用于轻度便秘。富含纤维素，如"海绵"一样吸水会膨胀，使粪便膨胀软化利于排出。由于这一类药物会吸水，所以服药期间一定要注意多饮水，而且空腹服用较好
渗透性通便药	聚乙二醇、乳果糖、硫酸镁	适用于轻中度便秘。药物进入大肠以后，使肠道里的水分不易被肠壁吸收，从而保留肠内水分，润滑肠道，软化粪便，以达到"以水载舟"的目的。服药期间要注意补水，空腹服用较好。首选推荐乳果糖，因为比较安全而且味道是甜的，口感容易接受
促肠动力药	西沙必利	适用于重度便秘，其他药物治疗无效时可以试用，不作为常规用药。于饭前15分钟服用，不可与西柚汁同服
润滑剂	开塞露、石蜡油	对于旅途等偶尔便秘使用是可以的，但不宜长期使用，以免产生依赖性。通过肛门插入给药，药物润滑肠道，软化大便，并刺激肠缩缩而排便
微生态制剂	益生菌	益生菌的摄入可以改善肠道微生态环境，进而改善便秘／腹泻症状，但摄入的益生菌并不能永久定植，具有菌株特异性和剂量依赖性
止泻药—消化道黏膜保护剂	蒙脱石	临床上最常用的止泻药，蒙脱石会在胃肠道形成一层保护膜而发挥止泻作用，它不会被人体吸收，安全性较高，但与其他药物或食物合用时需间隔1～2小时，推荐饭前1～2小时服用。治疗急性腹泻时首剂应加倍
止泻药—脑啡肽酶抑制剂	消旋卡多曲	消旋卡多曲通过减少水和电解质的过度分泌而缓解腹泻，对水样腹泻或分泌性腹泻效果较明显。可与食物一起服用，不能一次服用双倍剂量

药物类型	代表药物	特点及注意事项
微量元素	元素锌制剂	补锌能够促进肠道黏膜功能的恢复，还有助于减少腹泻量和缩短腹泻病程，并且可以预防 2～3 个月内腹泻的再次发生
补液	口服补液盐	腹泻可导致水和电解质紊乱以及酸碱失衡，腹泻时口服补液盐可预防脱水以及纠正轻至中度脱水，首选口服补液盐 III

续表

对于考前便秘、腹泻来说，最重要的就是做好基础治疗，通过心态的调整和生活方式的改善来恢复正常排便。若经生活调理仍没有改善，最好先去检查，排除器质性病变后再考虑药物治疗。还有非常重要的一点就是，不要听信偏方或自行使用泻药或止泻药，应在医生的帮助下使用正确的治疗方法，否则可能适得其反。

中南大学湘雅三医院：王胜峰

4.2

吃 "聪明药" 能变学霸?

俗话说，"知识改变命运，高考转变人生"。虽然大家现在对高考有很多不同的意见，但是在父母心中高考依然是子女"鲤鱼跃龙门"的重要节点。吃下小小药片，实现学渣秒变学霸，从此走上人生巅峰，听起来就很燃啊，可事实究竟是怎样的呢?

一、"聪明药"到底是什么?

市场上所谓的"聪明药"，其实是精神兴

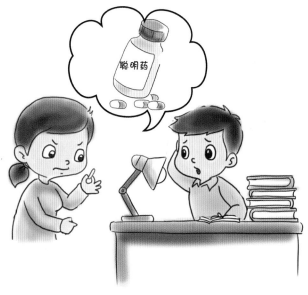

奋类药物，它只能提高状态极差之人（注意缺陷多动障碍的患者）的认知能力，但会损害健康正常人的认知功能，是国家按第一类精神药品管理规定管理的处方药，必须在医生的诊断与指导下进行使用，否则后果严重。网传的几种"聪明药"主要包括：哌甲酯（商品名有利他林、专注达）、苯丙胺（商品名有阿得拉、Adderall），以及莫达非尼（商品名伟大）等。

▲ **哌甲酯：**是一种常见的中枢神经系统兴奋剂。哌甲酯主要用于注意缺陷多动障碍（俗称多动症）的治疗。但是，注意啦！哌甲酯只对于轻微脑功能紊乱的患儿有效，能促使患儿增强自我控制能力，集中注意力，减少小动作，增加学习的兴趣，从而提高学习成绩。但是对于未患病的正常儿童，哌甲酯并没有进一步提高注意力的作用，更没有使孩子变聪明的功能！

▲ **苯丙胺：**苯丙胺类药物滥用易成瘾，毒副作用大，会对人体造成很大的危害，而且滥用苯丙胺类毒品者易增加暴力攻击倾向，成为社会治安隐患。苯丙胺作为注意缺陷多动障碍的辅助用药在国外上市销售，但考虑到该药具有很强的成瘾性，以及具有易制毒的特点，我国目前并未批准上市。苯丙胺同时也属于一类管制精神类药物，不可私自购买。

▲ **莫达非尼：**属非苯丙胺类强效促觉醒药，临床上主要用于治疗发作性睡病和中、重度睡眠障碍及阻塞性睡眠呼吸暂停患者的嗜睡症。它可以缩短睡眠时间，让人保持清醒不犯困，它的强力程度能将咖啡甩出几条街。但身

体本身需要一定时间的睡眠和休息，长期剥夺睡眠，导致生物钟规律紊乱，容易引起精神症状，另外，还有导致心血管疾病的风险。医生常常拿它来治疗嗜睡症，就是那种大白天也很困，疯狂想睡觉的疾病。

二、吃"聪明药"真的能变聪明吗？

"聪明药"是不存在的，因为它实际上是精神兴奋类药物，所以只能提高注意缺陷多动障碍等疾病患者的认知能力，但会损害健康正常人的认知功能。这种药不仅不会让人变"聪明"，而且对于健康人群来说还非常危险，健康的正常人服用后有短时间的兴奋期，但是过后会引起头痛、呕吐、过度兴奋、失眠、记忆力下降、注意力不集中等多种副作用，而且药物具有依赖性、成瘾性，并可能产生幻觉、躁狂、多汗、心动过速、失眠和抑郁症等严重副作用。

因此，正常人群服用药物虽然在短期内可能有集中注意力、提高短时记忆的效果，但并不能从本质上使人变聪明，也不能提高长期记忆，反而会让人出现药物成瘾等问题。

三、滥用"聪明药"有什么危害？

哌甲酯的化学结构、作用机制和苯丙胺相似，而其实甲基苯丙胺就是我们常说的新型毒品——冰毒。所以，如果长时间、大剂量服用哌甲酯或苯丙胺容易产生躯体和精神依赖，可能引起过度兴奋，脾气暴躁。长期成瘾会造成肝、肾功能损伤，大脑出现幻觉，引起精神问题。即使没有成瘾，也要重视药品存在的不良反应，滥用药品风险很高，付出的代价往往很大。

▲ **哌甲酯的常见不良反应：**食欲缺乏、腹部不适、体重减轻、精神焦虑或抑郁、失眠、心悸、头痛、口干、视物模糊、脱发、荨麻疹、贫血、白细胞减少。治疗小儿多动症时应遵照医嘱服药，不能自行增减剂量，不应突然停药，因哌甲酯可能导致服用者心境恶劣，有可能导致失眠和注意缺陷多动障碍症状反跳。

▲ **莫达非尼的常见不良反应：**皮疹，大剂量时可能出现头痛、恶心、鼻炎、腹泻、背痛、紧张、焦虑、失眠、头晕和呼吸困难。用于有抑郁、躁狂、精神病或自杀意念史的人群，可能会增加精神不良反应的风险。

▲ **苯丙胺的常见不良反应：**可引起短暂精神异常，常见烦躁不安、失眠、易激动、乏力、头痛、震颤、出汗、心悸、口干、上腹不适、恶心、食欲缺乏等，有时出现射精、排尿困难、一过性血压升高。依赖和戒断综合征包括食欲增加、头晕、昏沉感、嗜睡、睡眠增多或失眠、生动而不愉快的梦、疲乏、注意力不集中、焦虑、抑郁、动力缺乏、精神运动性迟滞或激越、多疑及各种精神障碍等。

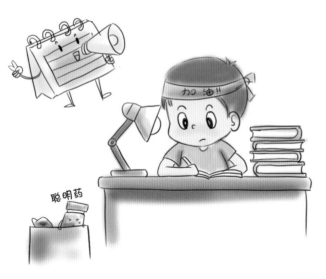

聪明药

苯丙胺、哌甲酯、莫达非尼均是国家管制药品，被《麻醉药品和精神药品生产管理办法》列为一类精神药品。所谓的"聪明药"，并不能使人变聪明！上述"聪明药"即使是医生在设计治疗注意缺陷多动障碍方案时也要根据个体差异来决定用药的剂量。若脱离医生的指导，擅自长期、大剂量滥用上述药物，就会出现失眠、焦虑等不良反应，甚至会成瘾。

世界上没有不劳而获的好事，想要拿好成绩归根到底还得靠自己一步步脚踏实地的努力，在这里给各位提个醒：无论任何人告诉你，吃"聪明药"能在考试中拿高分，千万不要相信。天行健，君子以自强不息，合理安排好学习计划并踏踏实实地去执行，同时注意合理作息、适当运动，保持身体健康，才是长久之计，切莫"聪明一时，糊涂一世"。

中山大学孙逸仙纪念医院：刘春霞

4.3

考前紧张到失眠，用药吗？

快考试了，紧张到睡不着……睡前还在反复思考一个难题到底该如何解，时间一久就没有了睡意……不论白天多么辛苦，晚上睡个美美的觉之后，第二天就会感觉神清气爽，精力充沛。但快到考试的时候，学习压力大，思虑过多，精神过度紧张，越临近考试就越焦虑，失眠也越来越严重，导致整个人的状态都不好了，到考试又影响临场发挥，下次考前更紧张更睡不着，感觉陷入了死循环。这可怎么办？

一、失眠的评判标准是什么？

一般而言，12 岁以下人群每天需要 10 小时睡眠，13 至 18 岁则需要 8 小时。人又可分为长睡眠型（8 小时左右）和短睡眠型（6 小时左右），对于睡眠时间的长短，没有统一的说法，每个人所需要的睡眠时间也不完全一致，其实 4～10 小时都属于正常范围，主要以第二天醒后精神饱满为准。很多人因为睡眠不好，导致工作或学习效果不佳，于是"病急乱投医"。其实失眠并不可怕，可怕的是我们错误地对待失眠。

以下是合理解决失眠的简易流程图，供你参考。

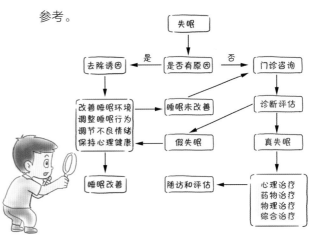

失眠症是指以频繁而持续的入睡困难和 / 或睡眠持续困难并导致睡眠感不满意为特征的睡眠障碍。以下几点看看有没有你符合的：

- 入睡困难（30 分钟内不能入睡）、容易早醒（睡眠时间小于 6 小时）。
- 注意力或记忆力下降、白天精神不振或嗜睡、情绪不稳定。
- 有充足的睡眠时间或良好的睡眠环境，但还是失眠。
- 每周至少失眠 3 次。
- 持续 3 个月以上。
- 没有其他的身体不适，但还是失眠。

假如你只是偶尔睡眠不好，也不要轻易给自己扣上失眠的大帽子。如果上述 6 点你差不多都符合的话，那么很有可能是失眠了，建议你到医院的神经内科或者睡眠障碍门诊咨询，经过医生一系列的诊断和评估之后才能确定是否真的患有失眠症。

失眠症又可分为慢性失眠症、短期失眠症和其他类型的失眠症，简单来说，慢性失眠症的诊断一般要求病程 ≥3 个月、失眠频度 ≥每周 3 次，以及注意力、精神、情绪等其他诊断标准。短期失眠症与慢性失眠症类似，但病程 <3 个月，没有频度的限制。短期失眠症若不能及时纠正恢复正常睡眠，就会发展为慢性失眠症。每种失眠症的治疗方式不一样。错误的处理方法不但对失眠不起作用，甚至会对自身造成损害。即使你失眠了，也不要过分担忧，毕竟还是有很多方法可以治疗失眠的。失眠的治疗可以分为心理和行为治疗、物理治疗及药物治疗，有时也会联合治疗。

1. 心理和行为治疗 心理和行为治疗是治疗失眠症的首选方法。主要是改变失眠患者的错误认知和行为，培养患者战胜失眠的信心。其中很重要的一项是培养良好的睡眠卫生习惯。平时应该劳逸结合，养成"日出而作，日落而息"这样有规律的生活作息。**良好的睡眠习惯包括：**①适合该年龄阶段的规律且持续正常的睡眠时间；②避免大量摄入咖啡因；③良好的夜间氛围，舒适安静的睡眠环境有利于睡眠；④保持每天固定、规律的睡前行为，例如每天睡前看书或者喝杯牛奶等；⑤无论夜间做梦时醒了，还是偶尔睡晚了，起床时间须一致且规律，以保持人体内部时钟同步。

为了获得更好的睡眠，白天可以进行适当的体育运动，然后根据自己的作息时间睡觉，每个人都有自己的"生物钟"，不要刻意地增减睡眠时间，适合自己的才是最好的。在睡不着的时候可以下床走走，等有睡意了再上床睡觉。如果自己不能调整好心态克服各种心理压力，需要及时到医院咨询医生给予帮助。

2. 物理治疗　物理治疗是用来治疗失眠的一种补充手段，比如光照疗法、重复经颅磁刺激、生物反馈疗法、电疗法等，它的优点是不良反应小，所以应用得也比较多。

三、不得不用药，该怎么用？

如果通过心理和行为治疗或者物理治疗等手段仍不能解决失眠的问题，建议你咨询专业的医生进行合理用药。因为失眠有很多类型，有的是入睡困难型，有的是睡着了容易醒等，所以在使用药物时也会因人而异。使用药物治疗失眠，我们还真得听医生的，且用药时间不宜过长，并须严密监测。目前我国以及美国食品药品管理局都尚未批准任何一种专门治疗16岁以下青少年儿童失眠的药物，所以药物治疗大多根据临床经验权衡利弊后使用，而且这些治疗失眠的药物大多数都是需要经特殊管理的处方药，需要专业的医生开具处方才能购买。药物治疗失眠通常作用快、疗效肯定，但是有些"安眠药"有不良反应，如有宿醉和遗忘现象，也就是第二天起床后感觉头昏脑涨，甚至记不清一些事情，这样反而会影响考试，所以

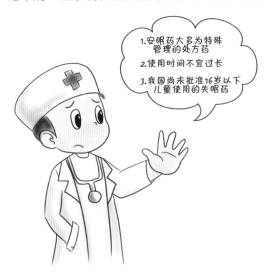

1.安眠药大多为特殊管理的处方药
2.使用时间不宜过长
3.我国尚未批准16岁以下儿童使用的失眠药

不建议大家考试前夜因为害怕失眠而服用药物。但是如果实在有失眠的困扰可以咨询医生，在权衡利弊后再选择合适的药物治疗。如果你持续失眠一段时间了，应该考前尽早通过治疗调整好睡眠，而不要在考前一两天再去医院治疗。

四、对于失眠，有哪些常见误区？

1. 认识不足，讳疾忌医

很多青少年觉得失眠是件小事而已，不需要服用药物，同时担心吃安眠药会"成瘾"，宁可忍着失眠的痛苦也不去看医生。事实上，在医生的指导下正确、合理地使用安眠药是安全有效的。

2. 不找原因，只求方法

有些青少年失眠了就会去网络上寻找各种方法，这些方法只强调失眠本身，却忽视了导致失眠的原因，有的时候去除原因比盲目寻找方法更重要。

3. 日思夜想，过度焦虑

心理压力过大，如果平时睡眠正常的话，即使考前失眠了，我们的身体也是能自我调节的，不会对接下来的考试有很大的影响。

4. 自作主张，擅自用药

服用感冒药或拿家人、朋友的安眠药来吃都存在严重的安全隐患，一不小心就会对自身造成损害，所以建议大家用药之前还是应该听取医生或者药师的建议。

平时养成良好的睡眠习惯，即使遇到考试也要劳逸结合，不要临阵突击，打乱睡眠规律。如果你失眠了也不要过度担心，解决的办法总是会有的，如果按照文中的方法自己调整作息时间或者行为习惯仍不能缓解，建议咨询专业医生，帮助你顺利地跨过失眠这道坎儿，摆脱失眠的困扰。最后祝你身体健康，学习进步！

中南大学湘雅三医院：贾素洁

4.4

中高考撞上生理期，避孕药不能随便用

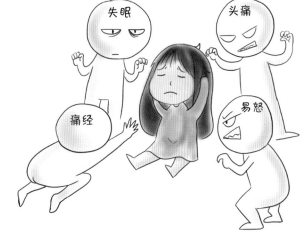

中高考的关键时刻，很多女生却有一个担忧，这时候"大姨妈"来"走亲戚"怎么办？对于平时能和"大姨妈"友好相处的小伙伴，这不是什么大问题；而对于有失眠多梦、烦躁易怒、头痛等经前期综合征，痛经等问题的女生而言可是如临大敌。既然中高考日不能改，那就通过服用避孕药把经期改了，让考试免受"大姨妈"打扰。这样做是否可行呢？

一、避孕药是什么，为什么能推迟月经？

避孕药顾名思义，是抑制排卵，避孕用

的！可怎么改月经时间还得从月经周期说起。月经是卵巢周期变化而出现的子宫内膜周期性脱落及出血的现象。月经结束后，卵巢会派出两大"使者"，即雌激素和孕激素，告诉子宫准备好受孕，于是子宫内膜增厚，如受孕成功则"使者"留下，雌、孕激素保持高水平，卵巢不再进入下一排卵周期。如果没有受孕，则"使者"雌、孕激素撤退减少，子宫内膜开始脱落，"大姨妈"就来了。

换句话说，控制了雌、孕激素，也就控制了我们是否来月经。而避孕药就是由雌激

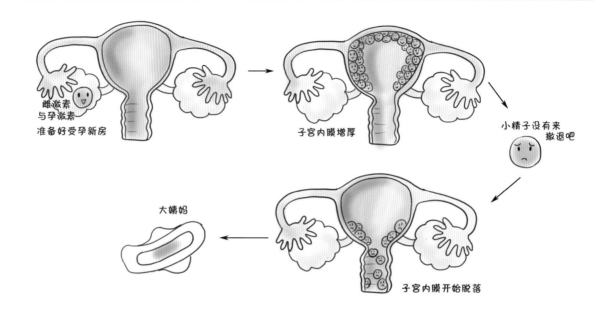

雌激素
与孕激素
准备好受孕新房

子宫内膜增厚

小精子没有来
撤退吧

大姨妈

子宫内膜开始脱落

素和孕激素组成的，也有些是单纯的孕激素，服用后让身体误以为自己已受孕，使子宫内膜维持相当的厚度不脱落，以达到推迟月经的效果。

　　避孕药分为三类，包括长效、短效和紧急（速效）避孕药，比较常用的是口服短效避孕药。长效避孕药和紧急避孕药激素含量较大，副作用多，对经期影响大，不适合用来短暂推迟月经。

二、为什么避孕药不能随便吃？

1. 小心正常变不正常

　　月经是女性的正常生理现象，如果经期仅有轻微的腹胀等不适反应，不影响考试发挥，不建议用药物去干扰正常月经周期。

　　初、高中的女生身体发育还没有完全成熟，使用药物调经可能引起月经紊乱。

2. 小心变数多，影响大

　　一旦决定开始服用避孕药控制月经，必须

每天定时服药，否则会影响控制效果。

服用避孕药不能保证绝对不来月经，部分女生在服药初期如果漏服、不定时服、服用方法错误，会出现少量的流血或者类似月经出血。

有些女生在服药的第1～2周会出现恶心、头晕、呕吐、无力等症状，一般继续服药可自行改善。但如果这些症状出现在考试期间，可能影响发挥。

三、避孕药要这么用

对于部分月经症状严重的女生，如痛经、腹泻不止、恶心呕吐、经血量大等，明显影响考试正常发挥，可考虑在专业医生指导下尝试通过服用避孕药来推迟经期，但有时也可能失败哦！

服用避孕药前应先排除这些禁忌证： 如严重心血管病，肝、肾功能不全，血管性静脉炎或血栓栓塞性疾病、不明原因的阴道出血等。排除这些因素后，才可以服用避孕药来调整经期，那应该怎么做呢？举个例子，比如你预计在高考这几天来月经，可以最迟选择在上一个

月月经的前5天开始服用短效口服避孕药，如去氧孕烯炔雌醇片、炔雌醇环丙孕酮片、屈螺酮炔雌醇片等，坚持每天同一时间服用，直到考试结束即允许月经来潮的时候再停药。

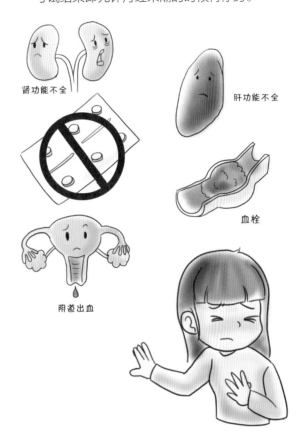

肾功能不全

肝功能不全

血栓

阴道出血

如果错过了上一个月月经的前5天服用避孕药，还可以选择在上一个月月经的第15～20天或当月月经的前5～7天，服用口服孕激素如天然黄体酮、地屈孕酮等方法来避开生理期。但开始用药时间越接近考试日期则效果越差。短期使用避孕药调经一般情况下，停药7天内来月经。如用药期间月经就来了，可停止用药，短效避孕药能缓解经期不适症状如痛经等，所以即使用药期间来月经了，不适症状也不会那么重了。

如果中高考真的撞上生理期，应保持正常的生活习惯，饮食清淡些，尽量放松心情，调整紧张的情绪。过度担心月经来潮的影响，紧张、焦虑可能会导致子宫的收缩及痉挛，造成经期不适，所以一切顺其自然就好。对于痛经厉害的女生，可以选择来月经前1～3天，服用止痛药布洛芬、对乙酰氨基酚等来缓解症状。

短效口服避孕药是通过补充雌激素和孕激素来人工调整月经周期的，可能造成不良反应的发生，这是因人而异的，对于生理期反应不重的女生，不建议用药物去调整。如实在需要使用则应该在医生指导下进行，不能盲目用药，不正确地用药容易导致经期紊乱，内分泌失调，产生适得其反的结果。最后，祝愿各位考生考试顺利，金榜题名！

中山大学孙逸仙纪念医院：辛莉